思考過程混乱，255
自己概念促進準備状態，292
自己健康管理促進準備状態，86
自己傷害，371
自己傷害リスク状態，373
自己尊重状況的低下，286
自己尊重状況的低下リスク状態，288
自己尊重慢性的低下，285
自己同一性混乱，291
自殺リスク状態，358
歯生障害，129
死の不安，275
自発換気障害，212
社会的孤立，306
社会的孤立または社会的拒絶，304
社会的相互作用障害，308
周手術期体位性身体損傷リスク状態，102
重度不安（パニック），273
術後回復遅延，202
状況解釈障害性シンドローム，260
床上移動障害，184
消耗性疲労，176
褥瘡，139
自律神経反射異常亢進，222
自律神経反射異常亢進リスク状態，223
人工換気離脱困難反応，209
信仰心障害，381
信仰心障害リスク状態，383
信仰心促進準備状態，384
身体可動性障害，179
身体損傷リスク状態，97
心的外傷後シンドローム，368
心的外傷後シンドロームリスク状態，370
心拍出量減少，218
睡眠促進準備状態，238
睡眠剥奪，234
睡眠パターン逆転，237
睡眠パターン混乱，232
成人成長障害，110

（→ウラ表紙内側へつづく）

このマニュアルの使い方

文書作成：基本書式と例示

活動-運動パターン

セクシュアリティ-生殖パターン

診断カテゴリーについて

診断カテゴリー

睡眠-休息パターン

コーピング-ストレス耐性パターン

機能的健康パターンの類型

健康知覚-健康管理パターン

認知-知覚パターン

価値-信念パターン

アセスメントガイドライン

栄養-代謝パターン

自己知覚-自己概念パターン

看護診断カテゴリーの利用法

排泄パターン

役割-関係パターン

本書の内容

本書の概要と活用の仕方（訳者序にかえて） ……………………………… iii

序文 ……………………………………………………………………………… 1

このマニュアルの使い方 ……………………………………………………… 5

診断カテゴリーについて
（機能的健康パターン別の看護診断ラベルのリスト）……………………… 15

機能的健康パターンの類型（各パターンの定義）………………………… 23

機能的健康パターンのアセスメントガイドライン ………………………… 30
 成人アセスメント…31 乳児および小児のアセスメント…36
 家族のアセスメント…42 地域社会アセスメント…47
 クリティカルケア・アセスメント…53

看護実践での看護診断カテゴリーの利用法 ………………………………… 57

文章作成：基本書式と例示 …………………………………………………… 62
 問題指向型記録の書式のガイドラインとチェックポイント…63
 例：看護歴および診査…65 問題のリスト…69

診断カテゴリー
（機能的健康パターン別の看護診断）………………………………………… 74
 ☞ 11 の機能的健康パターン別の看護診断ラベルの目次は p.15 を参照
 ☞ 50 音順の看護診断ラベルの目次は表表紙と裏表紙の内側を参照

ゴードン看護診断マニュアル

原書第11版

機能的健康パターンに基づく看護診断

看護アセスメント研究会 訳

江川隆子 翻訳協力
関西看護医療大学学長

Manual of
Nursing
Diagnosis
ELEVENTH EDITION

Marjory Gordon

医学書院

Authorized translation of the original English language edition
"Manual of Nursing Diagnosis, 11th edition" by Marjory Gordon,
published by
 Jones and Bartlett Publishers, Inc.
 40 Tall Pine Drive
 Sudbury, MA 01776
Copyright© 2007

All rights reserved. No part of this publication may be reproduced, stored in a retrieval system, or transmitted, in any form or by any means, electronic, mechanical, photocopying, recording, or otherwise, without prior written permission from the publisher.
© First Japanese edition 2010 by Igaku-Shoin Ltd., Tokyo
Printed and bound in Japan

ゴードン看護診断マニュアル　原書第11版

発　行	2010年2月1日　第1版第1刷
	2024年2月1日　第1版第14刷
著　者	マージョリー・ゴードン
訳　者	看護アセスメント研究会
発行者	株式会社　医学書院
	代表取締役　金原　俊
	〒113-8719　東京都文京区本郷1-28-23
	電話　03-3817-5600（社内案内）
印刷・製本	アイワード

本書の複製権・翻訳権・上映権・譲渡権・貸与権・公衆送信権（送信可能化権を含む）は株式会社医学書院が保有します．

ISBN978-4-260-01036-8

本書を無断で複製する行為（複写，スキャン，デジタルデータ化など）は，「私的使用のための複製」など著作権法上の限られた例外を除き禁じられています．大学，病院，診療所，企業などにおいて，業務上使用する目的（診療，研究活動を含む）で上記の行為を行うことは，その使用範囲が内部的であっても，私的使用には該当せず，違法です．また私的使用に該当する場合であっても，代行業者等の第三者に依頼して上記の行為を行うことは違法となります．

JCOPY 〈出版者著作権管理機構　委託出版物〉
本書の無断複製は著作権法上での例外を除き禁じられています．複製される場合は，そのつど事前に，出版者著作権管理機構（電話 03-5244-5088，FAX 03-5244-5089，info@jcopy.or.jp）の許諾を得てください．

本書の概要と活用の仕方
訳者序にかえて

　看護実践や教育において，本書に示すゴードン博士の『機能的健康パターン』は広く活用されている．この枠組みを使って看護診断を教えている看護教育施設は，わが国において少なくない．

　ゴードン博士は，この『機能的健康パターン』の11の枠組みを「<u>情報収集を組織立てて行うためのアセスメントカテゴリーである</u>」と言っている．すなわち，看護診断を導くためのアセスメントの枠組みを提供するものだと主張している．この点が，看護教育に広く取り入れられている根拠となっているのだろう．

　本書はこのアセスメント枠組みにそって情報をアセスメントし，そこから導き出される看護診断を，『機能的健康パターン』の書式（11パターン）のもとでグループ分けしたものである．

　これに比べてNANDA-Iの「定義と分類」は，結果として導き出される看護診断を13の領域（domain）と47の類（class）に構造化したものであり，本書のように特定のアセスメント枠組みにそって情報をアセスメントし，分類されたものではない．この点に注意が必要である．

　わが国の看護師は，よく「NANDA-Iの看護診断」または「ゴードンの看護診断」，あるいは「カルペニートの看護診断」などと表現するが，ゴードンやカルペニートが新たな看護診断ラベルを独自に考え出すことはあっても，基本となるのはNANDA-Iの看護診断用語に基づくものであるので，我々も看護診断用語について，それが標準化を目指す共通の一言語であると認識しておくべきである．

　こうした誤解を生まないように，本書では翻訳内容に更に解説を加え，必要に応じて訳注を記して，臨床で本書を効果的に活用できるように構成した．更に用語の標準化の観点から，臨床でよく用いられる診断ラベルを厳選して，NANDA-Iの診断指標や各因子と対比させた訳注も加えた．

本書の活用の仕方

　このゴードン博士によるマニュアルの特徴の1つは，NANDA-I看護診

断に付随している「診断指標」とは別に「診断の手がかり」(キュー Cue) が盛り込まれていることである．ゴードン博士はこれを"1000名以上の臨床看護師から，診断の手がかりとなる臨床症状のデータを集め，まとめた介入ポイント"であると説明している．またこれが，①診断上の判断に不可欠で，②診断の信頼性，一貫性，正確さを確実にし，③診断間の区別をつけやすくするものだと強調している．

そこで，本書を活用するに際して，いくつかの使い方を推奨したい．

1) NANDA-I の承認した**看護診断ラベルをアセスメントのために「11の機能的健康パターン」に層別する**場合は：
☞『診断カテゴリーについて』(p.15) を参考にする．

2) NANDA-I が新しく承認した**看護診断ラベルを「機能的健康パターン」に区分け**するときは：
☞『機能的健康パターンの類型』(p.23) の"パターンの定義"を参考にする．

3) **スクリーニングアセスメント用紙を作成する**場合は：
☞本書の『機能的健康パターンのアセスメントガイドライン』(p.30) を参考にする．

＊ただし，本書に紹介されているガイドラインは，本書に掲載されている看護診断全域にわたるものであるので，看護臨床では，対応する看護診断名を選択してから，スクリーニングアセスメント用紙を自ら作成する必要がある．

4) **看護過程（看護診断過程）の論理を知ろうとする**場合は：
☞『看護実践での看護診断カテゴリーの利用法』(p.57) を活用する．

＊ただし，ゴードン博士の提唱する看護診断過程を理解するために，臨床看護で取り扱う看護診断の全ての症状・徴候，ときには関連因子・危険因子について，すでに学んでいる必要がある．

5) **クライアントの訴え，あるいは看護問題の徴候から，看護診断を推論する**場合は：
☞『診断カテゴリー』（各論）(p.74〜) に記載されている「診断の手がかり」と「支持手がかり」から理解を深める．

6) また，**教育的な側面からそれぞれの看護診断を理解させる**場合は：
☞本書の各診断の「原因・関連因子」，「リスクの高い人びと」あるいは「危険因子」に記載されている内容と，NANDA-I の「診断指標」，「関連因子」あるいは「危険因子」などと比較検討して，それぞれの看護診

断に適応できるクライアント像を説明することができる．

　本書ではその例として，臨床看護の成人看護領域でよくみられる看護診断を厳選して（p.76参照），各症状・徴候ごとに比較し，同義のものを訳注として付している．

　読者は，これらの訳注を比較検討することにより，更に看護診断の理解を深め，本書をいっそう実践的に活用できるようになると信じている．

　　　　　2010年2月　看護アセスメント研究会（代表　鷹井清吉）

目次

本書の概要と活用の仕方(訳者序にかえて) ……………………………… iii

序文 …………………………………………………………………………… 1

このマニュアルの使い方 …………………………………………………… 5

診断カテゴリーについて
(機能的健康パターン別の看護診断ラベルのリスト) …………………… 15

機能的健康パターンの類型(各パターンの定義) ………………………… 23

機能的健康パターンのアセスメントガイドライン ……………………… 30
 成人アセスメント…31 乳児および小児のアセスメント…36
 家族のアセスメント…42 地域社会アセスメント…47
 クリティカルケア・アセスメント…53

看護実践での看護診断カテゴリーの利用法 ……………………………… 57

文章作成:基本書式と例示 ………………………………………………… 62
 問題指向型記録の書式のガイドラインとチェックポイント…63
 例:看護歴および診査…65 問題のリスト…69

診断カテゴリー
(機能的健康パターン別の看護診断) ……………………………………… 74
 ☞ 11の機能的健康パターン別の看護診断ラベルの目次はp.15を参照
 ☞ 50音順の看護診断ラベルの目次は表表紙と裏表紙の内側を参照

序文
Preface

　本書は，看護診断マニュアル（Manual of Nursing Diagnosis）の第11版です．

　このマニュアルの第1版が出版された1982年以降，ヘルスケアにはさまざまな変革が起こりました．そうしたあらゆる変化によって，看護実践においては互いに情報を共有するために，共通の言語をもつ必要性が明らかになってきています．特にコンピュータ化されたクライアントの記録文書においては，簡潔でわかりやすい看護診断と，診断的判断を導く身近に参照できるマニュアルが必要となっています．これまでに本書第10版までが出版されているという事実は，看護師の皆さんが，クライアントの健康に関連した状態について自分たちの臨床的判断を記載したり，成果（目標）を予測したり，介入計画を立案する際に，この看護診断マニュアルが役立つと認めてくれていると言えるでしょう．機能的健康パターンの枠組みに即してこのマニュアルが示す看護診断の編成により，評価および診断を速やかに行うことができます．またこのマニュアルに示される枠組みおよび看護診断の編成が，国内でも国際的にも広範囲に利用されていることは，それが臨床で有用であるという証明です．この機能的健康パターンはさまざまな文化，専門看護分野，年齢層，重症度のレベル，個人，家族，地域社会などを超えて適切なものであり，アセスメントを可能にし，問題や強みが明らかとなります．またこの機能的健康パターンは，臨床での判断を行う過程の中で，クリティカルシンキングや評価を容易に学べる枠組みを提供しています．アセスメントガイドラインと看護診断も同じように，機能的健康パターンの様式にそってグループ分けしました．こうした一貫性によって，アセスメントデータから看護診断へと容易に進んでいくことができます．

　「看護は言葉を通してはじめて目に見えるものになってくる．」これは国際看護師協会（The International Council of Nurses）によって出版された文書に載っている言葉です．看護診断用語がなければ，専門職による実践は，介入の具体的な方法，また人それぞれの個別性，あるいは人間としての反応を無視して，ただ標準化された成果を記載するだけになってしまい

ます.
　この看護診断マニュアル第11版には，専門職看護の中でこれまで以上に発展を重ねた診断用語を収めています．これには開発途上にある看護診断，あるいは診断カテゴリーに関連した新しい研究に結びついた看護診断なども入っており，学生および臨床看護師のクリティカルシンキング，看護診断上の判断を促進するという特徴をもっています．このマニュアルを使う人たちにとって，本書の最も重要な特徴の一つは，多数の看護診断のために診断の手がかり（特徴）Diagnostic Cues をはっきり示していることです．診断の手がかりは次のような働きをします：

・わずかな数であっても診断上の判断を行う際にきわめて重要なものである
・診断の信頼性，一貫性および正確さを増強する
・診断間の明確な区別をつけやすくする
・アセスメントに焦点を合わせ，判断を行うプロセスをより効率的にする
・十分なデータがないのに診断名を当てはめることを防ぐ

　また本書のもう一つの有用な特徴は，リスクの高いクライアントたち (High-Risk Populations) をリストにした点です．「臨床実践における看護診断カテゴリーの利用法」の章（p.57）で説明しているように，この特筆すべき特徴を用いることによって，アセスメントを行っている間，クライアントの状態についての感受性を高めることができます．以前の版では，「リスクの高い人びと」の一部分は，診断指標の中に隠れてしまっていました．

　最後に，この版には次にあげる診断名を含めました．

・北米看護診断協会（NANDAインターナショナル）総会で承認された17の新しい診断名（訳注：診断ラベル名や定義などが変更になったものは，最新の〈NANDA-I 看護診断　定義と分類 2009-2011〉にあわせて内容を更新した）
・NANDAインターナショナルが承認した複数の改訂診断名と，NANDAインターナショナルではまだ承認されていないが，著者が開発し臨床実践で役立つと考えている26の診断名

　過去に出版された時と同じように，このマニュアルは素早く参照できるようにポケット版で提供しています．それは学習途上にある人たちや診断に熟達した人たちにも役立ちます．学習途上にある人たちは，クライアントが示している徴候や症状を書きとめるのに用いられる簡潔な用語や，アセスメントと診断のための機能的健康パターンのガイドラインなどに興味

を持たれるでしょう．また診断に熟達した人たちは，様々な方法で各看護診断にアクセスすることによって，情報を素早く手にすることができるでしょう．それぞれの診断は必ず新しいページから始まるようになっています．空白のページは，重要な観察，介入，成果（目標）または学習上の事柄を個人が書きとめるために活用してください．

別に，家族，地域社会，個人（成人，乳児，小児，クリティカルケアが必要なクライアント）の入院時のアセスメントガイドの例を示しておきました．基本的アセスメントを超えた観察あるいは疑問の手引きとして診断を利用する方法，診断カテゴリーを他の臨床活動（すなわち，クリティカルパス，質の改善）に使用する方法について書かれた章は，必要に応じて素早く参照することができます．専門職として文書化することについては強調して書いてあり，そして問題指向型のフォーマットを使って例示してあります．

この看護診断マニュアル第11版は，診断を行う初心者のニーズ，および診断に熟達した人のニーズも両方とも満たせるように編成してあります．機能的健康パターンと看護診断のために，機能的パターンの利用に関する参考文献も載せておきました（p.26-29）．この看護診断マニュアルはこれまでに，日本語，中国語，スウェーデン語，フィンランド語，オランダ語，ドイツ語，イタリア語，スペイン語，スロベニア語とフランス語に翻訳されています．このことは世界中の学生，学士看護師（大学院生）の間で利用されることが増えてきていることを示しています．この第11版が国内で，そして世界中の専門看護実践の中で等しく受け入れられることを願っています．

謝　辞

このマニュアルに収録した大部分の診断カテゴリーは，北米看護診断協会（NANDA International）が出版した「看護診断：定義と分類，2005-2006」に基づいています．（訳注：本書では，最新の2009-2011年版の定義と分類と比較し，変更や修正のあった診断ラベルにはその内容がわかるように注釈をつけている．）看護診断の研究および総覧を目的とするなら，そちらを参照すべきです．なぜなら，この看護診断マニュアルは特に臨床での実践を意図して構成されているからです．

また「親-子（乳児）分離」の診断名は，クリニカルナーススペシャリ

スト（CNS）で博士号と登録看護師の資格も持つ T. Healther Herdman が，新生児集中ケアにおける彼女の研究に基づいて，著者に提案してくれたものです．

マージョリー・ゴードン

出版者への謝辞

スイスのベルンにあるハンス・ヒューバー出版社のジュエルゲン・ゲオルク（Juergen Georg of Verlag Hans Huber Publishing）氏の助力のおかげで，第 11 版の出版を実現できたことを感謝します．

このマニュアルの使い方
Use of Manual

　この診断マニュアルは，たくさんの目的で活用することができる．学生にとっては，臨床実習の間に素早く参照でき，クラスまたは臨床カンファレンスでは役に立つ手引きとなり，そして宿題をするときにも必要となる．診断に熟達した人にとっては，臨床における参考書となり，研究のツールとなり，教育あるいは管理においては資源となり，またアイデアを刺激してくれる．学習者にとっても熟達した人にとっても大いに活用できる手引き書でもある．

　このマニュアルには，NANDAインターナショナルの診断分類に収録された最新の診断カテゴリーを収めている．この診断分類はアメリカ看護師協会（ANA）によって保証されており，看護実践のための国際分類（International Classification for Nursing Practice；ICNP）に収録されている．実際の診断のための原因／関連因子（Etiological/Related Factors）やリスクの高い人びとについてだけでなく，診断用語，用語の定義，定義の特徴（ハイリスク診断における危険因子）をも含めている．

　このマニュアルには主に次の8つの利用法があり，それらにより臨床実践における臨床判断が容易となる：

診断へのアクセスのために：このマニュアルでは，看護診断を文章化する際に用いられる用語を素早く参照できる．

看護診断用語を利用する：このマニュアルの各看護診断用語は，どれも看護師にとって関心の高いクライアントの状態を記述している．診断用語はすなわち，一連の手がかりが持っている意味を説明する概念である．言語の中ではどの用語もそうであるように，それぞれに標準となる定義と特徴を持っている．この診断用語を正しく利用することは，話し手が責任を負うことであり，また書き手の責任でもある．国際的視野に立っても，看護師は看護で用いる言語の統一化と，看護診断の国際的な分類システムに向かって努力している．

診断上の判断を行う際の基準として：看護研究または他の研究が入手できるとき，診断の手がかり（Diagnostic Cues）を特定することができる．これらは支持データ（Supporting Data）と併せて用いることにより，診

断を行うための基準として利用できる．

機能的健康パターンのアセスメントガイドライン：診断のためのデータとして　機能的健康パターンと診断上のグループを利用してアセスメントと診断を結びつけるための手引きをインデックス（ガイドライン）の中に含めてある．多くの例において，クライアントの問題は，ある一つの診断カテゴリーを用いて問題を記述したり，あるいは同一の，または異なる機能的パターンに属しているカテゴリーを用いて原因因子を明確に記述することができる．また危険因子は，複数のパターン領域にまたがって存在している可能性がある．

リスクの高い人びと：看護診断によって記載されるいくつかの状態は，ある一定の状況におかれている，あるいは特定の経験がある，または特定の治療を受けている人びとの集団によく見受けられる．出現する範囲がかなりはっきりしているいくつかの診断名については，マニュアルの中に，「リスクの高い人びと／クライアント」として掲載している．

診断に特有の治療のために：診断に特有の治療計画のフォーマットは概略を示してある．

文章作成のために：フォーマット，ガイドラインと文章化の例をあげている．

特別なメモとして：それぞれのパターン領域の最後に特別なメモ書のためにページを用意した（訳注：本書では省略）．

　このマニュアルをこうしたそれぞれの目的に利用する方法については，以下に取り上げている．

診断へのアクセス

　看護診断のアクセス方法は状況によってそれぞれ異なる．このマニュアルは，以下のようなニーズを満たすことができる：

・機能的健康パターンの中に，一群の徴候と症状を記述するために診断カテゴリーを見つけるには，**「診断カテゴリーについて」の目次**（p.15-22）を利用してほしい．診断は，機能的パターンごとにグループ分けしてある．またそれぞれの診断は，各ページ別に分けて示している．

・診断カテゴリー名は分かっているが，定義，診断の手がかり，支持手がかり，または原因／関連因子を確認する必要がある場合は，50音別索

引で調べて該当するページを確認してほしい．50音索引は診断用語を検索する辞典として利用できる．（表紙と裏表紙の内側）
・特定の機能的パターンの中にある診断カテゴリーをすべて細かく調べたい場合は，p.15-22をパターンの索引として利用してほしい．
・NANDAが承認した診断カテゴリーの研究については，「NANDA　看護診断：定義と分類，2005-2006」[2]（訳注：本書では，最新の2009-2011年版の定義と分類と比較し，変更や修正のあった診断ラベルにはその内容がわかるように注釈をつけている）を利用してほしい．

看護診断用語の利用

このマニュアルに収められた診断カテゴリーは，クライアントの問題や状態を特定する思考のプロセスに用いられる概念であり，それはコミュニケーションのための言語に相当する．これらの診断カテゴリーは，実在する，または潜在的にある健康上の問題や健康に関連した状態について，専門職看護師が診断上の判断を記述するときに用いられる．役に立つ看護診断の記述は，(1) 問題，または状態，2) 看護治療の焦点となる問題，またはその状態をもたらす主要な原因，あるいは関連因子を表す用語から構成されている．

看護実践においてはさまざまなタイプの判断を行う．しかし"看護診断"という用語は「看護師が，教育を受け経験を積んだがゆえに治療する能力があり，それを行う免許を与えられている」[3] クライアントの状態に関与する権限を示すものである．NANDAインターナショナルの以下の看護診断の定義は，"看護診断"という用語の意味をいっそう明らかにしている：

看護診断とは，実在する，もしくは潜在的な健康上の問題／生活（生命）過程に対する個人，家族または地域社会の反応についての臨床的判断である．看護診断は看護師に責務のある成果（目標）を達成するために決定的な看護介入（治療）の根拠を提供する[2]．

この定義は，Shoemakerの研究に基づく以下の定義の上に築かれており，ここでは看護診断は看護過程の中に統合されている：

看護診断は，熟慮されかつ体系的なデータ収集と分析の過程から導き出される，個人，家族，または地域社会についてなされる臨床的判断である．それは看護師が責務を担っている治療に対する処方の決定的な根拠を提供する．それは簡潔に表され，そして既に判明している場合はその状態の原因もそこに含まれている[4]．

看護診断は，まず第一に看護ケアの方法によって解決され，そして，看護師は行った治療の結果に実際の責任を負う．もし診断がこれらの基準を満たさない場合は，医学的立場から問題評価を求める記載が，看護診断が掲載されているページで見つかるはずである．看護診断のこのうえ更に際立った特徴は，専門職看護師がその状態に関する研究に対しても責任を負っているということである．

看護師は，さまざまな概念上の観点から，このマニュアルの診断カテゴリーを見てみようとする．看護過程と実践を導くために用いる特定の看護モデルに従うことにより，診断はセルフケア作用の不足となったり，非効果な適応となったり，人間の反応のパターンとなったり，ニーズとなったり，あるいは単に機能不全の健康パターンとして見てとれる．このように，看護の概念上の焦点に関しては意見が一致していないし，したがって看護診断の焦点とも一致していない．

またこのマニュアルを活用する際に，看護診断がまだ開発途上であるということ，特にこのマニュアル内の26の看護診断（訳注：ゴードンが1100人の看護職専門家に対して行った研究などから，臨床上で有用と考えて独自に考案した看護診断ラベル）は開発中のものであるということを承知していなければならない．診断カテゴリーのためには，概念的な研究に加えて，さらに臨床研究が必要となるのである．したがって看護師たちは，現在承認されている分類を修正したり，削除したり，追加したりすることを期待されているわけである．看護診断は，(1) アセスメントデータの整理のために，(2) ケア計画の根拠として，また (3) 看護記録の焦点として利用されるようになれば，改訂が行われることになる．看護師の皆さんがさらに洗練された診断をNANDAインターナショナルに提出するようお勧めする．診断の開発はさまざまな開発レベルで検討され，臨床研究によって診断ラベルおよび定義の正当性が裏づけられていく．これらのレベルの説明と提出のプロセス，および論評のための方法は，NANDAインターナショナルのウェブサイトから入手することができる．

このマニュアルのすべての看護診断カテゴリーには，次のような構成要素が含まれている：「診断カテゴリーのラベル」「定義」「診断指標（診断の手がかりと支持手がかり）」，そして実際に現れている問題に対する「原因因子」または「関連因子」である．リスク状態または潜在的問題には，「診断指標」や「原因因子」の代わりに「危険因子（リスク因子）」がある．健全な状態または健全な過程に対しては，「原因／関連因子」よりむしろ「支持因子」がある．

「診断指標」と「危険因子」は，ある状態が実際に現れているか，あるいはいないかについて診断上の判断を行うために用いられる観察事項である．このマニュアルでは，「診断指標」を，(1)「診断の手がかり Diagnostic Cues」と，(2)「支持手がかり Supporting Cues」として示した．最新の研究成果は，ここに示す「診断の手がかり」がその状態を診断するために最も有効で，かつ信頼性の高い指標であることを示唆している．「診断の手がかり」と連係して用いられる「支持手がかり」は，診断上の判断が正当かどうかについて心理的な自信を強めてくれる．これらの手がかりにより，一般にその集団をなす人びと全体の行動や状況の変化をとらえることができる．「支持手がかり」はある一つの診断にだけ特有なものではなく，アセスメントしている間に，ほかのいくつかの診断を思い起こさせてくれる．通常，「診断の手がかり」といくつかの「支持データ」を用いることによって，診断上の判断に確信がもてるようになる．

このマニュアルにおいて推奨する「診断の手がかり」と「支持手がかり」は，以下にあげる根拠に裏づけられている．(1) NANDA インターナショナル議事録で発表される看護診断の研究の論評，国際看護用語分類学術誌，(2) 著者が，1100人のクリティカルケア領域，リハビリテーション看護領域，在宅看護領域の専門看護師を用いて全米規模で行った研究データの蓄積，(3) 研究が限られたものだけであったり，見当たらない場合は，他領域の文献あるいは看護のテキスト，(4) 診断上の推論，および推論の複雑化を避ける文脈について著者が行った研究を適用する，例えば前後関係に関する判断と論理的分析，一例として「組織の破壊」と「損傷」がリストにあがる場合，複雑化を避けるためには，"手がかり"つまり「皮膚の損傷」は重複するので不要である．また（分類カテゴリーが広範すぎるため）診断を特定できないケースでは，"手がかり"を推奨していないものがいくつかある．さらに危険因子は，クライアントの個体数によって変化する可能性があり，またそれぞれの集団に存在する危険因子の

研究はまだ不十分である．

メタ分析や，それぞれの診断に対する総合的な研究，概念分析およびデータの更なる分析は，評価や「診断の手がかり」についてのこれらの基準の有用性と妥当性を検証するのに役立つことになる．看護研究は多くの診断にとってまだ不十分なものであり，多くの場合，大がかりな追跡研究も存在しない．特に年代や文化的背景によって違いが生じてくる可能性について明らかにした研究は限られたものしかない．「診断の手がかり」「支持手がかり」を用いる際は，こうしたいくつかの要因を心にとめておかなくてはならない．

「診断の手がかり」は，診断が記述した状態が存在するか，あるいはしないかを決定するために用いられる．またこれらの手がかりは，複数の状態の間に見受けられる違いの鑑別診断，あるいは診断上の判断が正当かどうかを証明するために使われる．主観的状態を記述している診断の多くは，「診断の手がかり」の中に，観察された事柄とクライアントが口頭で表現した事柄とを含んでいる．

また，アセスメント・データベースと看護師の判断が，診断カテゴリーが導き出される基となる原因（原因／関連因子）として用いられるか，または診断を記述する際に問題を記載するのに用いられるかを確定するということが，臨床経験によって証明されてきている．このマニュアルにある**看護診断**を，**用語の概念の辞書**として利用してほしい．いくつかの診断ラベルでは，脚注の部分で，その診断がしばしば介入の**焦点**となることを示唆している（すなわち，診断が原因／関連因子として頻繁に用いられている）．こうした場合，その診断が他の問題の原因である可能性がある．

機能的健康パターンのアセスメント：データから診断まで

このマニュアルでは，データから診断へ容易に移れるように，アセスメント書式とグループ分けした診断群を対照させている．その両方ともに，個人，家族，地域のヘルスケアに関する看護的観点として，機能的健康パターンを採用している．アセスメントデータの構成と診断カテゴリーのグループの間に一貫性がある場合，複雑な事柄を考える際の緊張から開放されて，誤った診断が減るはずである．例えば，クライアントの排泄パターンに関するデータを，排泄パターンにある診断指標と対比できるなら，整理されていないデータベースを使ったり，多数の診断名をアルファベット

順に見ていくよりも，労力は少なくてすむはずである．以下は，看護過程の診断局面で，このマニュアルを利用するためのガイドラインである．
1．このマニュアルを，11 の機能的健康パターン分類の学習と，あなたの実践領域で一般的に見られる診断カテゴリーを学習するために利用してほしい．機能的健康パターン群はアセスメントを学習しやすい看護モデルである．p.59 の看護過程構成図を参照して，看護診断が，看護過程と臨床判断のなかでどこに位置するかを確認してほしい．
2．成人 (p.31-36)，成人のクリティカルケア (p.53-56)，乳児と小児 (p.36-42)，家族 (p.42-47)，または地域社会 (p.47-52) の看護歴と診査を集めたり整理するには，機能的健康パターンの類型 (p.23-26) を基本にしているアセスメントガイドライン (p.30-56) を利用してほしい．またこのマニュアルには，臨床活動において機能的健康パターンを利用することに関連した参考文献も載せている (p.26-29)．
3．アセスメントによって機能障害のパターンであることが分かるが，その名前が見つからない場合は，パターンの下にリストにしてある（診断カテゴリー，p.74～）診断名を確認して，その状態につける診断ラベルを探してほしい．そしてあなたの判断を検証するには，それぞれの診断の中でリストにしてある診断指標を利用してほしい．またそれぞれの診断の中でリストにしてある原因因子やリスク因子は，問題状態またはリスク状態に対して考えられる根拠を示唆している．
4．問題を文章化する以前にすばやく参照するには，「診断カテゴリーについて」(p.15-22)，または 50 音順索引（表表紙と裏表紙の内側）を利用してほしい．その次に考えられる診断ラベルに対応しているページを調べてみる．観察された症状と徴候が診断カテゴリーの定義の特徴，特に診断の手がかりで示唆された事項に対応していることを確認してほしい．

リスクの高い人びと

　看護診断によって記述されているいくつかの状態は，特定の状況，または特定の経験，あるいは一定の治療を受けている人々の集団に広く認められることが，統計的にも示唆されている．例えば，脳卒中やベッド上での可動性障害のある人の集団では，褥瘡に対するリスクが高く，一人暮らしの高齢者はうつ状態になりやすい．このように発症の基本比率が高くなる

のである．このことを知っていると，臨床家はアセスメントしている間に，"手がかり"に対して敏感になれる（それと，ある状態の統計上の範囲は，臨床データ以上に判断に影響することはないという点に注意することである）．すばやくケースを見つけ出せるかどうかは，ある部分"手がかり"に対する敏感さによっている．

このマニュアルでは，出現率がかなり明らかになっているいくつかの診断には，「リスクの高い人びと」をリストにして掲載した．アセスメントをするとき，その状態が存在する可能性を思いうかべるための論拠として，この情報を利用してほしい．そしてあなた自身の観察を，各パターン領域にあるメモ書きのページ（訳注：本書では省略）に書き加えてほしい．

診断に特有の治療／介入

看護診断は，成果（目標）を考案し，介入を計画し，成果の達成を評価するための根拠として利用される．問題を記述することにより，成果が考案される，すなわち問題解消を意味する行動を証明する根拠になる．こうして考案された成果は，次に成果の達成へ向けてどう進んでいるかを文書化するために，あるいは問題の解消を評価するために利用される．

原因因子（群）は，その問題に関与している因子を減らしたり，あるいは除去したりする介入を計画する際の焦点になる[5]．また成果の達成が，介入の効果を測る物差しとなる．潜在的な問題，またはリスクの高い問題の場合，リスク因子を減らすか，あるいは除去することによって，望ましい結果がもたらされる．

文章作成

問題指向型記録の書式のガイドラインとチェックポイント（p.63-65）は，看護診断と，考案された成果および介入計画の間の一貫性を確保するために役立つ．そのための用例を用意しておいた（p.65-73）．

文書化しておくことは統計上の目的にとっても重要なことである．現在，看護ミニマム・データ・セット（NMDS）が多くの国でよく研究されている．このためにも，看護診断，介入と成果を文書化しておくことが必要である．NMDSにもまた"明瞭度因子"が含まれている[6]．

特別なメモ書き

 ただ実践することよりも，むしろ実践から学ぶことが重要である！ 学び続けられるための方法の一つは，新しい情報，創造的な介入，または効率的な方法について洞察する習慣を育て上げていくことである．それぞれのパターン領域の後ろにあるメモ書きのページ（訳注：本書では省略）は，観察された重要な追加の手がかり，または原因因子，特定のクライアントの集団に関連する因子，考案された成果の達成に成功した介入など，各診断に関連した臨床情報を記録するために貴重なものである．

●参考文献
1. International Council of Nurses. *Nursing's Next Advance: Classification for Nursing Practice*. Geneva, Switzerland: International Council of Nurses; 1994.
2. NANDA International. *Nursing Diagnoses: Definitions and Classification, 2005-2006*. Philadelphia, PA: NANDA International; 2005.
3. Gordon M. Nursing diagnosis and the diagnostic process. *Am J Nurs*. 1976; 76: 1276-1300.
4. Shoemaker J. Essential features of a nursing diagnosis. In Kim MJ, McFarland GK, McLane AM, eds. *Classification of Nursing Diagnoses: Proceeding of the Fifth National Conference*. St Louis, MO: Mosby; 1984.
5. McCloskey J, Bulechek GM. *Nursing Interventions Classification (NIC)*. St Louis, MO: Mosby-Elsevier; 2004.
6. Werley H, Lang N. Identification of the Nursing Minimum Data Set. New York, NY: Springer; 1988.

通知
Notice

　著者，編集者および出版者は，正確な情報を提供しようとあらゆる努力を重ねた．しかしながらそれらの者は皆，過失や脱落，また本書の内容を利用することに関連したいかなる結果にも責任を負うものではない．また本書を参考にして記載され利用した結果についても責任を負えるわけではない．なぜなら，研究や臨床実践，法令などの基準は，この分野においてしばしば承認されたものが変更されることがあるからである．臨床の環境においては，ヘルスケアの提供者または読者自身が，看護過程やそれに関連した専門用語の適切な使い方を決定する責任を負っているのである．

診断カテゴリーについて
Diagnostic Categories

　太字で示した診断名は，NANDAインターナショナル（NANDA-I,北米看護診断協会）によって現在，承認されている診断を示している．その他の診断名は著者が開発したものであり，まだNANDA-Iの審査を受けたものではないが，看護実践には有用であると理解していただけるものと思う．また，診断名を50音順に並べ替えたものを，表紙と裏表紙の内側に示した（＊訳注：症状・徴候が頻回に観察される診断ラベルをp.76に示した）．

健康知覚－健康管理パターン
Health-Perception-Health-Management Pattern

リスク傾斜健康行動（訳注：「適応障害」から変更） ……………… 78
健康探求行動（特定する）（訳注：NANDA-I 2009-2011版では削除された）… 79
非効果的健康維持（特定する）…………………………………………… 80
非効果的自己健康管理（領域を特定する）…………………………… 82
非効果的自己健康管理リスク状態（領域を特定する）……………… 84
自己健康管理促進準備状態 …………………………………………… 86
効果的治療計画管理（領域を特定する）（訳注：NANDA-I 2009-2011版では削除された）………………………………………………………………………… 87
非効果的家族治療計画管理（領域を特定する）……………………… 88
非効果的地域社会治療計画管理（領域を特定する）………………… 89
健康管理不足（領域を特定する）………………………………………… 90
健康管理不足リスク状態（領域を特定する）…………………………… 92
ノンコンプライアンス（領域を特定する）…………………………… 93
ノンコンプライアンスリスク状態（領域を特定する）………………… 95
感染リスク状態（タイプと領域を特定する）………………………… 96
身体損傷リスク状態（外傷）…………………………………………… 97
転倒リスク状態 ………………………………………………………… 100
周手術期体位性身体損傷リスク状態 ………………………………… 102
中毒リスク状態 ………………………………………………………… 103

窒息リスク状態·· 104
非効果的抵抗力（特定する）··· 105
エネルギーフィールド混乱··· 107

栄養−代謝パターン　Nutritional-Metabolic Pattern

成人成長障害·· 110
栄養摂取消費バランス異常：必要量以上または肥満··················· 112
栄養摂取消費バランス異常リスク状態：必要量以上または肥満········· 114
栄養摂取消費バランス異常：必要量以下または栄養不足（タイプを特定する）··· 115
栄養摂取消費バランス促進準備状態·· 117
母乳栄養中断·· 118
非効果的母乳栄養··· 119
効果的母乳栄養·· 121
非効果的乳児哺乳パターン·· 122
嚥下障害（非代償性）··· 123
悪心··· 125
誤嚥リスク状態·· 126
口腔粘膜障害（障害を特定する）··· 127
歯生障害·· 129
体液量平衡異常リスク状態·· 130
体液量過剰··· 131
体液量不足··· 132
体液量不足リスク状態·· 133
体液量平衡促進準備状態·· 134
皮膚統合性障害·· 135
皮膚統合性障害リスク状態または皮膚損傷リスク状態················· 136
組織統合性障害（タイプを特定する）·· 138
褥瘡（圧迫潰瘍）（ステージを特定する）····································· 139
ラテックスアレルギー反応·· 141
ラテックスアレルギー反応リスク状態··· 143
非効果的体温調節機能·· 144
高体温··· 145

低体温 …… 146
体温平衡異常リスク状態 …… 147

排泄パターン　Elimination Pattern

便秘 …… 149
知覚的便秘 …… 151
間欠的便秘パターン …… 152
便秘リスク状態 …… 154
下痢 …… 156
便失禁 …… 157
排尿障害 …… 159
機能性失禁（原注：NANDA-I の診断名は「機能性尿失禁」） …… 160
反射性失禁（原注：NANDA-I の診断名は「反射性尿失禁」） …… 161
腹圧性失禁（原注：NANDA-I の診断名は「腹圧性尿失禁」） …… 163
切迫性失禁（原注：NANDA-I の診断名は「切迫性尿失禁」） …… 165
切迫性失禁リスク状態（原注：NANDA-I の診断名は「切迫性尿失禁リスク状態」）
　…… 167
完全尿失禁（訳注：NANDA-I 2009-2011 版からは削除されている） …… 168
尿閉 …… 169
排尿促進準備状態 …… 170

活動―運動パターン　Activity-Exercise Pattern

活動耐性低下（レベルを特定する） …… 172
活動耐性低下リスク状態 …… 174
坐位中心ライフスタイル …… 175
消耗性疲労 …… 176
気分転換活動不足 …… 178
身体可動性障害（レベルを特定する） …… 179
歩行障害（レベルを特定する） …… 181
車椅子移動障害 …… 183
床上移動障害（レベルを特定する） …… 184
移乗能力障害（レベルを特定する） …… 186

徘徊	188
不使用性シンドロームリスク状態	190
関節拘縮リスク状態	191
全体的セルフケア不足（レベルを特定する）	192
入浴セルフケア不足（レベルを特定する）（訳注：「入浴／清潔セルフケア不足」から変更）	193
更衣セルフケア不足（レベルを特定する）（訳注：「更衣／整容セルフケア不足」から変更）	195
摂食セルフケア不足（レベルを特定する）	197
排泄セルフケア不足（レベルを特定する）	199
発達遅延：セルフケア技能（レベルを特定する）	201
術後回復遅延	202
成長発達遅延	203
発達遅延リスク状態	204
成長不均衡リスク状態	206
家事家政障害	207
人工換気離脱困難反応	209
自発換気障害	212
非効果的気道浄化	213
非効果的呼吸パターン	215
ガス交換障害	217
心拍出量減少	218
非効果的組織循環（タイプを特定する）（訳注：NANDA-I 2009-2011 版では，「心臓組織循環減少リスク状態」「非効果的消化管組織循環リスク状態」「非効果的腎臓組織循環リスク状態」「非効果的脳組織循環リスク状態」「非効果的末梢組織循環」とに細分された）	220
自律神経反射異常亢進	222
自律神経反射異常亢進リスク状態	223
乳児突然死症候群リスク状態	224
乳児行動統合障害	225
乳児行動統合障害リスク状態	227
乳児行動統合促進準備状態	228
末梢性神経血管性機能障害リスク状態	229
頭蓋内許容量減少	230

睡眠−休息パターン　Sleep-Rest Pattern

睡眠パターン混乱（タイプを特定する） ………………………… 232
睡眠剥奪………………………………………………………………… 234
　入眠困難………………………………………………………………… 236
　睡眠パターン逆転……………………………………………………… 237
睡眠促進準備状態……………………………………………………… 238

認知−知覚パターン　Cognitive-Perceptual Pattern

急性疼痛（部位を特定する） …………………………………………… 240
慢性疼痛（部位を特定する） …………………………………………… 242
慢性疼痛自己管理不足………………………………………………… 244
非代償性感覚欠如（タイプ／程度を特定する） ……………………… 246
感覚過負荷……………………………………………………………… 247
感覚減弱………………………………………………………………… 249
片側無視………………………………………………………………… 251
知識不足（領域を特定する） …………………………………………… 252
知識獲得促進準備状態………………………………………………… 254
思考過程混乱…………………………………………………………… 255
　注意集中力不足………………………………………………………… 257
急性混乱………………………………………………………………… 258
慢性混乱………………………………………………………………… 259
状況解釈障害性シンドローム………………………………………… 260
　非代償性記憶喪失……………………………………………………… 261
記憶障害………………………………………………………………… 262
　認知障害リスク状態…………………………………………………… 263
意思決定葛藤（特定する） ……………………………………………… 264

自己知覚−自己概念パターン
Self-Perception-Self-Concept Pattern

恐怖（焦点を特定する） ………………………………………………… 267
不安……………………………………………………………………… 269

軽度不安 ·· 271
中等度不安 ·· 272
重度不安（パニック）······································ 273
予期不安（軽度，中等度，重度）·························· 274
死の不安 ·· 275
反応性うつ状態（状況を特定する）························ 277
孤独感リスク状態 ·· 279
絶望 ·· 280
無力（重度・中等度・軽度）······························ 282
無力リスク状態 ·· 284
自己尊重慢性的低下 ·· 285
自己尊重状況的低下 ·· 286
自己尊重状況的低下リスク状態 ···························· 288
ボディイメージ混乱 ·· 289
自己同一性混乱 ·· 291
自己概念促進準備状態 ······································ 292
対自己暴力リスク状態 ······································ 293

役割-関係パターン　Role-Relationship Pattern

悲嘆（訳注：「予期悲嘆」から変更）······················ 296
悲嘆複雑化（訳注：「悲嘆機能障害」から変更）············ 297
悲嘆複雑化リスク状態（訳注：「悲嘆機能障害リスク状態」から変更）········ 299
慢性悲哀 ·· 300
非効果的役割遂行（特定する）···························· 302
自立-依存の葛藤の未解決 ·································· 303
社会的孤立または社会的拒絶 ······························ 304
社会的孤立 ·· 306
社会的相互作用障害 ·· 308
発達遅延：社会的技能（特定する）························ 309
移転ストレスシンドローム ·································· 310
移転ストレスシンドロームリスク状態 ······················ 312
家族機能破綻（特定する）·································· 313
家族機能障害（訳注：「家族機能障害：アルコール症」から変更）············ 315

家族機能促進準備状態 …………………………………………… 318
ペアレンティング障害（障害を特定する）………………………… 319
ペアレンティング障害リスク状態（特定する）…………………… 322
親役割葛藤 ………………………………………………………… 324
親子（乳児）間弱性愛着 ………………………………………… 326
愛着障害リスク状態 (訳注：「親子（乳児）間愛着障害リスク状態」から変更) 328
親子（乳児）間分離 ……………………………………………… 329
ペアレンティング促進準備状態 ………………………………… 330
家族介護者役割緊張 ……………………………………………… 331
家族介護者役割緊張リスク状態 ………………………………… 334
言語的コミュニケーション障害 ………………………………… 336
コミュニケーション促進準備状態 ……………………………… 338
発達遅延：コミュニケーション技能（タイプを特定する）…… 339
対他者暴力リスク状態 …………………………………………… 340

セクシュアリティ－生殖パターン
Sexuality-Reproductive Pattern

非効果的セクシュアリティパターン …………………………… 343
性的機能障害 ……………………………………………………… 344
レイプ心的外傷シンドローム …………………………………… 346
レイプ心的外傷シンドローム：複合反応 ……………………… 348
レイプ心的外傷シンドローム：沈黙反応 ……………………… 349

コーピング－ストレス耐性パターン
Coping-Stress-Tolerance Pattern

非効果的コーピング（特定する）………………………………… 351
コーピング促進準備状態 ………………………………………… 353
回避的コーピング ………………………………………………… 354
防御的コーピング ………………………………………………… 355
非効果的否認または否認 ………………………………………… 356
自殺リスク状態 …………………………………………………… 358
家族コーピング妥協化 …………………………………………… 360

診断カテゴリーについて

家族コーピング無力化……………………………………………… 362
家族コーピング促進準備状態……………………………………… 364
非効果的地域社会コーピング……………………………………… 365
地域社会コーピング促進準備状態………………………………… 366
サポートシステム不足……………………………………………… 367
適応障害（訳注：→「リスク傾斜健康行動」に変更．"健康知覚-健康管理パターン"へ移動）
心的外傷後シンドローム…………………………………………… 368
心的外傷後シンドロームリスク状態……………………………… 370
自己傷害……………………………………………………………… 371
自己傷害リスク状態………………………………………………… 373

価値−信念パターン　Value-Belief Pattern

霊的苦悩……………………………………………………………… 376
霊的苦悩リスク状態………………………………………………… 378
霊的安寧促進準備状態……………………………………………… 379
信仰心障害…………………………………………………………… 381
信仰心障害リスク状態……………………………………………… 383
信仰心促進準備状態………………………………………………… 384

＊訳注：わが国の臨床看護の成人看護系分野(入院/看護外来)で，看護問題としての<u>症状・徴候が頻回に観察される診断ラベル</u>をp.76に表として示した．

機能的健康パターンの類型
Functional Health Patterns Typology

　この章には，健康パターンの類型とそれらの定義を収めている．それらの類型は，アセスメントを系統だてたり，看護診断をグループ別にまとめるのに役立つ．

類　型

　クライアントの機能的健康パターンは，クライアントが個人，家族または地域社会のいずれであっても，クライアントと環境との相互作用の中から導き出されてくる．そのパターンはどれも生物・心理・社会的に統合されていることを示している．すなわちパターンのどれ1つをとってみても，他のパターンについての知識なしでは理解することができない．

　また機能的健康パターンは，生物的，発達的，文化的，社会的，精神的因子の影響を受けている．看護診断によって記述されるような機能していない健康パターンは，疾病によって生み出されるのかもしれない；また機能していない健康パターンが疾病を引き起こす可能性もある．

　あるパターンが機能しているか，あるいは機能していないかは，アセスメントデータを以下の項目の一つ，あるいはそれ以上と比較することによって判断できる．その項目とはすなわち：(1) 個々のベースライン，(2) 明らかにされている年齢層別標準，(3) 文化的規範，社会的規範，あるいはその他の規範である．ある特定のパターンは，それ以外の複数のパターンや，クライアントが最もよく機能を発揮することに貢献しているかどうかという文脈の中で評価されなければならない．各パターンの定義を，下記にリストとしてあげる．

1. 健康知覚－健康管理パターン

　ここでは，クライアントが知覚している健康とウェルビーイング（安寧）のパターン，および健康管理の方法について記述する．その人が自分

の健康状態をどのように認識しているか，そして現在の活動および将来の計画との関連などが含まれる．また，例えば安全に活動すること，精神的・身体的に健康を増進させる活動，医学的または看護的処方およびフォローアップケアといった，各自の健康危機管理および一般的な健康ケア活動についても記述する．

2．栄養-代謝パターン

　ここでは，代謝ニードにかかわる食物と水分消費のパターンと，局所的な栄養補給パターンの指標を記述する．そこにはその人の食物と水分の消費パターンが含まれる：毎日の食事時間，消費される食物と水分のタイプと量，特定の食物に対する好み，栄養剤またはビタミン剤を補う習慣などを記述する．また，母乳栄養や乳児の栄養摂取パターンについても記述する．皮膚のあらゆる病変，治癒する能力，および体温，身長，体重の測定値，さらにその人に全体的に現れている健康状態，皮膚，髪，爪，粘膜と歯の状態なども記述する．

3．排泄パターン

　ここでは，排泄機能（腸，膀胱や皮膚組織）のパターンについて記述する．その人に知覚されている排泄機能の規則性，排便のためにいつも下剤などを習慣的に使用しているか，排泄時間のパターン，排泄方法，排泄量あるいは質などについての変化や，あるいは心配なことがあるかを含む．また，排泄をコントロールするために用いられる用具なども記述する．

4．活動-運動パターン

　ここでは，運動，活動，余暇とレクリエーションのパターンについて記述する．ここには衛生管理，炊事，買い物，食事，仕事，家庭管理などといった，エネルギー消費を必要とする日常生活活動，また，運動（スポーツを含む）のタイプ，量と質など，その人の典型的なパターンについて記述する．また余暇のパターンも含まれているが，ここには，クライアントが集団で，または個人のレクリエーションとして行う余暇活動を記述する．特に強調すべきことは，その人にとって最も重要または意義のある活

動，および活動制限の状態である．そこには，その人にとって望ましい，または期待される活動を妨げる因子も含まれている．（例：該当する場合は，神経筋の欠損と代償，呼吸困難，狭心症や激しい運動時の筋肉の痙攣，心臓／肺の分類など）

5．睡眠−休息パターン

ここでは，睡眠，休息とリラクセーションのパターンを記述する．1日24時間の中での睡眠と休息／リラクセーションの時間のパターンが含まれる．その人が睡眠と休息の質と量をどう認識しているか，睡眠後のエネルギーの程度についてどう認識しているか，睡眠障害の状態，また睡眠の助けとなるその人のやり方，例えば薬物やその人が睡眠のために夜間に行っている習慣についても記述する．

6．認知−知覚パターン

ここでは，感覚-知覚，認知のパターンを記述する．感覚様式，例えば視覚，聴覚，味覚，触覚と嗅覚などが十分機能しているかどうか，ほかに現在使用している補正具または補装具も含まれる．必要があれば，疼痛を知覚しそれにどう対処しているかについての報告，また認識機能の能力，例えば言語，記憶，判断と意思決定についての状態なども記述する．

7．自己知覚−自己概念パターン

ここでは，自己概念のパターンと，その人自身の気分の状態をどう知覚しているかについて記述する．その人自身が，自己に対する態度，自分の能力（認識力，感受性，体力）をどう認識しているか，ボディイメージ，自己同一性，一般的な価値の感覚，そして一般的な情緒のパターン，姿勢や運動，視線の交わし方，声と話し方のパターンなども含まれる．

8．役割−関係パターン

ここでは，役割関与と人間関係のパターンを記述する．現時点での生活状況において，その人が自身の主要な役割や責任をどう認識しているか，

家族,仕事,または社会的関係に対する満足感または心配,さらにこうした役割に関連した責任なども含める.

9. セクシュアリティ－生殖パターン

ここでは,性に対する満足または不満のパターンを記述する.すなわち,生殖のパターンを記述する.その人が自身の性に関して満足と感じているか,あるいは何か不安を感じているかについて記述する.また女性の場合は,生殖の段階-閉経前か閉経後か,その他に感じている問題などもこれに含める.

10. コーピング－ストレス耐性パターン

ここでは,一般的なコーピング・パターンと,ストレス耐性の点からみたそのパターンの有効性について記述する.自己統合性を妨げようとするものに対する,その人の予備能力あるいは抵抗力,ストレスに対処する方法,家族または他のサポートシステム,そしてストレスの多い状況を管理する能力についてどう知覚しているかも含む.

11. 価値－信念パターン

ここでは,選択あるいは意思決定を導く価値,目標,信念(霊的なものを含む)のパターンについて記述する.人生で何が大切だと認識しているか,生活の質,価値,信念,または健康に関連する将来の見込みなどについて葛藤があるか,なども含んでいる.

●参考文献
　以下に,機能的健康パターン,パターンの活用法の提案,臨床への活用と研究の報告に関する文献をあげておく.

Beyea S, Matzo M. Assessing elders using the functional health pattern assessment model. Nurse Educ. 1989; 14: 32-37.
Bryant SO, Kopeski LM. Psychiatric nursing assessment of the eating disorder client. Top Clin Nurs. 1986; 8: 57-66.
Burns C. Development and content validity testing of a comprehensive classification of diagnoses for pediatric nurse practitioners. Nurs Diagn. 1991; 2: 93-104.
Burns C. Development and field testing of a classification of diagnoses for Use by

pediatric Nurse practitioners [dissertation]. Eugene, Ore: university of Oregon; 1989.

Coler MS, Vincent KG. Coded nursing diagnoses on axes: a prioritized, computer-ready diagnostic system for psychiatric-mental health nurses. Arch Psychiatr Nurs. 1987; 1: 125-131.

Collard A, Jones DA, Fitzmaurice J. Nursing diagnoses in ambulatory care. In McLane A, ed. Classification of Nursing Diagnoses: Proceedings of the Seventh conference. St Louis, Mo: Mosby; 1987.

Corrigan JO. Functional health pattern assessment in the emergency department. J Emerg Nurs. 1986; 12: 163-167.

Decker SD, Knight L. Functional health pattern assessment: a seasonal farmworker community. J Comm Health Nurs. 1990; 7: 141-151.

de Hulla M. Nursing diagnoses in relation to nausea and vomiting caused by chemotherapy. In Mortensen RA, ed. Proceedings of the First European Conference on Nursing Diagnoses. Copenhagen, Denmark: Danish Institute for Health and Nursing Research; 1995.

Di Blasi M, Savage J. Revitalizing a documentation system. Rehabil Nurs. 1992; 17: 27-29.

Dion P, Fitzmaurice J, Baer C. Organization of patient assessment data and nursing diagnosis. In McLane A, ed. Classification of Nursing Diagnoses: Proceedings of the Seventh Conference. St Louis, Mo: Mosby; 1987.

Doyer B, Macker N, Redovich H. Functional health patterns: a postanesthesia care unit's approach to identification. J Post Anesth Nurs. 1990; 5: 157-162.

Erdemir F. Utilization of nursing diagnoses by students during a pediatric nursing course in Turkey. Int J Nurs Terminologies Classifications. 2003; 14: 59.

Gilmartin ME. Patient and family education. Clin Chest Med. 1986; 7: 619-627.

Gordon M. Capturing patient problems: Nursing diagnoses and functional health patterns. In Naming Nursing: Proceedings of the first ACENDIO Ireland/UK Conference in Swansea, Wales, UK. Bern, Switzerland: Verlag-Hans Huber; 2003.

Gordon M. Nursing diagnosis and nursing theory. Expect Nurse 8. Tokyo, Japan: shorinsha; 2000.

Gordon M, Sato S. Easy to understand functional health patterns. Tokyo, Japan: shorinsha; 1998.

Gordon M. Classification of nursing diagnoses: functional health patterns and the NANDA taxonomy. In Mortensen RA, ed. Proceedings of the First European Conference on Nursing Diagnoses. Copenhagen, Denmark: Danish Institute for Health and Nursing Research; 1995.

Gordon M. Nursing diagnosis: process and application. St Louis, Mo: Mosby; 1994.

Gordon M. Practice-based data set for a nursing information system. J Med systems. 1985; 9: 43-55.

Greenlee KK. Effects of implementation of an operational definition and guidelines for the formulation of nursing diagnoses in a critical care setting. In Carroll-Johnson R, ed. Classification of Nursing Diagnoses: proceedings of the Ninth Conference. St Louis, Mo: Mosby; 1991.

Hanna D, Wyman N. Assessment + diagnosis = care planning: a tool for coordination, Nurs Manage. 1989; 18: 106-109.

Hartman D, Knudson J. Documentation: a nursing data base for initial patient assessment. Oncol Nurs Forum. 1991; 18: 125-130.

Hanning M. Comparison of nursing diagnostic statements using a functional health pattern and health history/body systems format. In Carroll-Johnson R, ed. Classification of Nursing Diagnoses: Proceedings of the Ninth Conference. St Louis, Mo: Mosby; 1991.

Herberth L, Gosnell DJ. Nursing diagnosis for oncology nursing practice. Cancer Nurs. 1987; 10: 41-51.

Hirschfield-Bartek J, Dow KH. Decreasing documentation time using a patient self-assessment tool. Oncol Nurs Forum. 1990; 17: 251-255.

Hovey JE. Development of a psychiatric nursing assessment tool utilizing functional health patterns. In Rantz MJ, LeMone P, eds. Classification of Nursing Diagnoses: Proceedings of the Eleventh Conference. Glendale, Calif: CINAHL Information Systems; 1995.

Johannesma JC. Diagnostic procedures and nursing diagnoses for the elderly. In Mortensen RA, ed. Proceedings of the First European Conference on Nursing Diagnoses. Copenhagen, Denmark: Danish Institute for Health and Nursing Research; 1995.

Johnson M, Maas M, Moorhead S. Nursing outcomes classification (NIG). St Louis: Mo: Mosby; 2000.

Flanagan J, Jones DA. Patient response to the fast-track experience. Inter J Terminologies and Classifications. 2003; 14: 42.

Jones DA, Foster FB. Further development and testing of a Functional Health Pattern Assessment Screening Tool. In Rantz M, LeMone P, eds. Classification of Nursing Diagnoses: Proceedings of the Thirteenth Conference. Glendale, Calif: CINAHL Information systems; 1999.

Jones DA. Alternative conceptualizations of assessment. In Carroll-Johnson R, Paquette M, eds. Classification of Nursing Diagnoses: Proceedings of the Tenth Conference. Philadelphia, Pa: Lippincott; 1994.

Leahy MK. Using nursing diagnosis as an organizing framework in an integrated curriculum. In Jones A, ed. From Theory to Practice: Abstracts of the Second Nursing Theory Congress. Toronto, Ontario: University of Toronto Press; 1988.

Levin RF, Crosley JM. Focused data collection for the generation of nursing diagnoses. J Nurs Staff Dev. 1986; 4: 56-64.

McCourt A, ed. The Specialty Practice of Rehabilitation Nursing: A Core Curriculum. 3rd ed. Skokie, Ill: Rehabilitation Nursing Foundation; 1993.

McFarland G, Thomas MD. Psychiatric Mental Health Nursing. Philadelphia, Pa: Lippincott; 1990.

Monninger E, Padgett D, Fleeger MA. Functional health pattern assessment for BSN students. In Carroll-Johnson R, Paquette M, eds. Classification of Nursing Diagnoses: Proceedings of the Tenth Conference. Philadelphia, Pa: Lippincott; 1994.

Monteiro da Cruz, Dina de Almeida Lopes. Nursing diagnosis of patients with Chagas disease. In Rantz M, LeMone P, eds. Classification of Nursing Diagnoses: Proceedings of the Eleventh Conference. Glendale, Calif: CINAHL Information Systems; 1995.

Mumma CM, ed. Rehabilitation Nursing: Concepts and Practice: A Core Curriculum. 2nd ed. Skokie, Ill: Rehabilitation Nursing Foundation; 1987.

Nettle C, Jones N, Pifer P. Community nursing diagnoses. Comm Health Nurs. 1989; 6: 135-145.

NANDA International. NANDA nursing diagnosis classification, taxonomy II. In NANDA International Nursing Diagnoses: Definitions and Classification, 2005-2006. Philadelphia, PA: NANDA International; 2005. (Taxonomy domains adapted from Gordon M, Functional Health Patterns Framework.)

O'Connell BO. Does an assessment format influence diagnostic outcomes? A comparison between Gordon's Functional Health Pattern and a review of biological systems assessment formats. In Mortensen RA, ed. Proceedings of the First European Conference on Nursing Diagnoses. Copenhagen, Denmark: Danish Institute for Health and Nursing Research; 1995.

Oud NE. Nursing diagnoses and applications in psychiatric and mental nursing. In Mortensen RA, ed. Proceedings of the First European Conference on Nursing Diagnoses. Copenhagen, Denmark: Danish Institute for Health and Nursing Research; 1995.

Phelan C, Finnell MD, Mottla KA. A patient self-assessment tool for cardiac rehabilitation. Rehabil Nurs. 1989; 14: 81, 84-87.

Rantz M, Miller TV. How diagnoses are changing in long-term care. Am J Nurs. 1987; 87: 360-361.

Rossi L. Organizing data for nursing diagnosis using functional health patterns. In McLane A, ed. Classification of Nursing Diagnoses: Proceedings of the Seventh Conference. St Louis, Mo: Mosby; 1987.

Tompkins ES. In support of the discipline of nursing: a nursing assessment. Nurs Connect. 1989; 2: 21-29.

Volpato MP. Nursing diagnoses in medical-surgical patients. Inter J Nurs Terminologies and Classifications. 2003; 14: 57.

Ward CR. Proportion of specific agreement as a measure of intrarater reliability in the diagnostic process. In McLane A, ed. Classification of Nursing Diagnoses: Proceedings of the Seventh Conference. St Louis, Mo: Mosby; 1987.

Westwell J et al. Health patterns assessment: a form designed to allow psychiatric nurses to practice theoretical pluralism. In Jones A, ed. From Theory to Practice: Abstracts of the Second Nursing Theory Congress. Toronto, Ontario: University of Toronto Press; 1988.

Woodtli MA, Van Ort S. Nursing diagnoses and functional health patterns in patients receiving external radiation therapy: cancer of the head and neck. Nurs Diagn. 1991; 2: 171-180.

機能的健康パターンの
アセスメントガイドライン

Functional Health Patterns
Assessment Guidelines

　この章では，機能的健康パターンの定義に基づいたアセスメントガイドラインについて記述した．また，機能的健康パターンに基づいた入院アセスメントの基本的な書式と，看護診断のためのデータベースを示した．アセスメントには問診と診査という2つの局面がある．看護歴は，クライアントの機能的パターンについて記述する．記述はその個人，または両親／後見人，家族，または地域の代表者による見方を表すもので，口頭での報告の形で示されたデータである．これらの報告は，クライアントが自身の既往や，現在の健康状態，健康管理について話すことを促す専門看護師の質問によって得ることができる．診査の間に行われる観察は，パターンの指標にかかわるデータを提供し，問診の間にどのような情報を得たらよいかを確認することができる．アセスメントの基本的な書式は，系統的な方法によって情報を導き出すようにできている．それは，どんな専門分野，年齢層，また健康-疾患連続体のいかなる点にあっても基本となる，看護データベースを収集するためのスクリーニング書式である．質問と診査のための項目は，現在ある全ての看護診断の領域に及んでいる．収集したデータが，問題や潜在する問題＝機能障害パターンが存在する可能性を示している場合は，なお一層の情報収集を行うために，診断仮説＝看護診断を立てる必要がある．これは，存在する可能性のある問題のそれぞれについて，診断指標または重要な指標を探すように指示しているのである．ある特定の領域で看護実践を行っている看護師は，特定のパターンの詳細なアセスメントを求めているはずである．看護歴（主観的情報）と診査（客観的データ）は，両方とも疾患，身体障害，年齢，ほかにそのクライアント特有の因子に関連させて拡げていくことができる．例えば，クライアントが活動-運動パターンに影響を及ぼす疾患を持っているときは，このパ

ターンのさらに徹底したアセスメントが必要となる．

　診断は，アセスメントガイドラインに示したように同じパターン領域ごとにまとめられており，パターン領域ごとにデータを分類して使えるようになっている．前にも述べたようにこのことは，アセスメントデータから診断へと移っていく過程を促進するものである．

成人アセスメント *
看護歴

1. 健康知覚－健康管理パターン

a．一般的な健康状態はこれまでどんなだったか？
b．過去1年間に風邪をひいたことがあるか？　該当する場合：仕事／学校を休んだか？
c．健康な状態を保つために最も重要なことは？　それらが健康に大きな影響をもたらすと思うか？（該当する場合，家族が行っている民間療法も含める）．乳房の自己検査は？　タバコを吸うか？　今まで飲酒による問題があったか？　最後に飲酒したのはいつか？
d．事故にあったことは（家庭で，仕事で，運転で）？
e．これまで，医師，看護師，ソーシャル・ワーカーなどからの提案に従う方法をうまく見つけ出せたか？
f．該当する場合：この疾患の原因は何だと思うか？　症状を自覚した時にとった行動は？　その行動の結果は？
g．該当する場合：今ここで，あなたにとって重要なことは何か？　われわれ看護師がどうすれば，いちばんあなたの手助けとなるか？

2. 栄養－代謝パターン

a．毎日摂取する代表的な食べ物は？（記述する）補助食品は？
b．毎日摂取する代表的な飲み物は？（記述する）
c．体量は減少／増加したか？（量）身長は縮んだ／伸びたか？（量）
d．食欲はあるか？
e．食物または食事：不快感を伴うか？　嚥下はどうか？　食事制限はあるか？　該当する場合：母乳栄養中か？　母乳栄養に関する問題はあ

るか？
f．傷や病気の治癒は順調かまたは不良か？
g．皮膚の問題：損傷は？　乾燥しているか？
h．歯に問題はあるか？

3．排泄パターン

a．排便パターンは？（記述する）回数は？　便の性状は？　不快感を伴うか？　排便コントロールに問題はあるか？　下剤は使用しているか？
b．排尿パターンは？（記述する）回数は？　不快感を伴うか？　排尿コントロールに問題はあるか？
c．過剰な発汗があるか？　体臭などにおいの問題はあるか？

4．活動－運動パターン

a．望ましい／必要な活動のためのエネルギーは十分か？
b．運動パターンは？　その種類は？　規則正しく行っているか？
c．余暇（レジャー）活動は？　子供の場合：遊びをしているか？
d．知覚された能力：（下記の機能的レベルに応じたコードに従う）

食事＿＿＿＿＿＿＿＿＿＿＿＿＿＿　　整容＿＿＿＿＿＿＿＿＿＿＿＿＿＿
入浴＿＿＿＿＿＿＿＿＿＿＿＿＿＿　　一般的可動性＿＿＿＿＿＿＿＿＿＿
排泄＿＿＿＿＿＿＿＿＿＿＿＿＿＿　　調理＿＿＿＿＿＿＿＿＿＿＿＿＿＿
床上可動性＿＿＿＿＿＿＿＿＿＿　　家庭の維持管理＿＿＿＿＿＿＿＿＿
更衣＿＿＿＿＿＿＿＿＿＿＿＿＿＿　　買い物＿＿＿＿＿＿＿＿＿＿＿＿＿

機能的レベルに応じたコード
レベル0：完全なセルフケア
レベルⅠ：器材または装置の使用が必要
レベルⅡ：他者の手助け，監督が必要
レベルⅢ：他者の手助けまたは監督と，器材または装置が必要
レベルⅣ：すべてを依存している，自分から参加しない

5．睡眠−休息パターン

a．全般的な休息の取り方，また睡眠後の日常活動の準備は？
b．入眠時の問題はあるか？　眠るために補助的手段を使っているか？　夢（悪夢）は見るか？　早期覚醒するか？
c．休息／リラクセーションの時間を取っているか？

6．認知−知覚パターン

a．難聴か？　補聴器を使用しているか？
b．視力は？　眼鏡を使っているか？　最後に視力検査したのはいつか？
c．最近の記憶に何か変化があったか？
d．意思決定をすることが容易／困難か？
e．物事の学習で最もやりやすい方法は？　学習することが困難か？
f．不快感を伴うか？　疼痛はあるか？　疼痛をどう管理しているのか？

7．自己知覚−自己概念パターン

a．あなた自身について他の人にどのように説明しているか？　いつも，あなた自身についてよい（よくない）と感じているか？
b．あなたの身体，あるいはあなたができる事柄に変化があるか？　その変化はあなたにとって問題となるか？
c．あなた自身，またはあなたの身体について，感じ方に変化はあるか？（発病してから）
d．しばしば怒りをおぼえるようなことに出くわすか？　悩みは？　恐怖は？　不安は？　抑うつは？　何か手助けしてほしいことはないか？
e．これまでに絶望を感じたことは？　生活において物事のコントロールができないか？　何か手助けしてほしいことはないか？

8．役割−関係パターン

a．一人暮らしか？　家族は？　家族構成は？（家系図を描く）
b．手に負えない家族の問題があるか？（核家族／大家族か？）
c．家族は通常，どのように問題に対処しているか？

d．家族が，あなたに依存している物事はあるか？　それをどのように管理しているか？
e．該当する場合：家族／他者は，あなたの病気／入院についてどのように感じているか？
f．該当する場合：子どもに関する問題は？　手に負えない問題か？
g．社会的集団に属しているか？　親友はいるか？　孤独を感じているか？（その頻度）
h．通常，職場で物事はうまくいっているか？（学校では？）該当する場合：必要に対して十分な収入があるか？
i．近所の人たちと共にいる（あるいは孤立している）と感じているか？

9．セクシュアリティ－生殖パターン

a．年齢／状況に該当する場合：性的関係に満足しているか？　変化は？　問題は？
b．該当する場合：避妊具を使っているか？　問題は？
c．女性の場合：月経はいつ始まったか？　最終月経はいつだったか？　月経に関する問題は？　月経異常は？　産婦か？　妊婦か？

10．コーピング－ストレス耐性パターン

a．過去1，2年に，生活上の大きな変化があったか？　危機はあったか？
b．誰と話し合うことが，最も助けとなるか？　現在，あなたが利用できる人は？
c．ほとんどいつも緊張しているか？　手助けとなる何かがあるか？　医薬品，麻薬，アルコールを使用しているか？
d．生活上で大きな問題（どんな問題でも）が起きたとき，それらにどう対処してきたか？
e．ほとんどの場合，その（それらの）方法は有効だったか？

11. 価値−信念パターン

a．人生を通して望むものをほとんど得ることができたか？ 将来の重要な計画は？
b．あなたの人生において宗教は重要か？ 該当する場合：困難が生じたとき，それは助けとなるか？
c．該当する場合：ここにいることが，何らかの宗教的慣行の障害になるか？

12. その他

a．あなたが話したいことで，我々が話し合ってこなかったことはないか？
b．何か質問はあるか？

スクリーニング診査の書式

(該当するなら，検査を拡大するために，他のパターンの指標を加える場合もある)

a．一般的外観，整容，清潔＿＿＿＿＿＿＿＿＿＿＿＿＿＿＿＿＿＿＿＿
b．口腔粘膜（色，湿潤，病変）＿＿＿＿＿＿＿＿＿＿＿＿＿＿＿＿＿
c．歯：義歯＿＿＿＿＿＿＿ 窩洞＿＿＿＿＿＿＿ 欠損＿＿＿＿＿＿
d．ささやき声が聞こえるか？＿＿＿＿＿＿＿＿＿＿＿＿＿＿＿＿＿＿
e．新聞を読めるか？＿＿＿＿＿＿ 眼鏡をかけているか？＿＿＿＿＿
f．脈拍（数）＿＿＿＿＿＿（リズム）＿＿＿＿＿（強さ）＿＿＿＿
g．呼吸＿＿＿＿＿＿（深さ）＿＿＿＿＿＿（リズム）＿＿＿＿＿＿
h．呼吸音＿＿＿＿＿＿＿＿＿＿＿＿＿ 血圧＿＿＿＿＿＿＿＿＿＿＿
i．手の握り＿＿＿＿＿ 鉛筆をつまみ上げることができるか？＿＿＿
j．可動域（関節）＿＿＿＿＿＿＿＿＿＿＿＿＿＿＿＿＿＿＿＿＿＿
　　筋肉の堅さ（緊張）＿＿＿＿＿＿＿＿＿＿＿＿＿＿＿＿＿＿＿＿
k．皮膚：骨の隆起＿＿＿＿＿＿＿＿＿＿ 損傷＿＿＿＿＿＿＿＿＿＿
　　　　色の変化＿＿＿＿＿＿＿＿＿＿＿＿＿＿＿＿＿＿＿＿＿＿
l．歩行＿＿＿＿＿＿ 姿勢＿＿＿＿＿＿ 身体部位の欠損＿＿＿＿＿
m．**能力を明示する**：(機能レベルに応じたコード 0〜Ⅳをつける) (p.32

参照)

食事＿＿＿＿＿＿＿＿＿＿＿＿＿＿＿＿＿　整容＿＿＿＿＿＿＿＿＿＿＿＿＿＿
入浴＿＿＿＿＿＿＿＿＿＿＿＿＿＿＿＿＿　一般的可動性＿＿＿＿＿＿＿＿＿
排泄＿＿＿＿＿＿＿＿＿＿＿＿＿＿＿＿＿　調理＿＿＿＿＿＿＿＿＿＿＿＿＿＿
床上可動性＿＿＿＿＿＿＿＿＿＿＿＿＿　家庭の維持管理＿＿＿＿＿＿＿＿＿
衣＿＿＿＿＿＿＿＿＿＿＿＿＿＿＿＿＿＿　買い物＿＿＿＿＿＿＿＿＿＿＿＿
n．静脈内投与，ドレナージ，吸引，その他（特定する）＿＿＿＿＿＿
o．実際の体重＿＿＿＿＿＿＿＿　本人が報告した体重＿＿＿＿＿＿＿
p．身長＿＿＿＿＿＿＿＿＿＿＿＿＿＿　体温＿＿＿＿＿＿＿＿＿＿

看護歴と診査に基づいて：

q．見当識＿＿＿＿＿　観念と質問（抽象的，具体的）の把握は？＿＿＿＿
r．母国語＿＿＿＿＿＿＿＿＿＿＿＿＿＿＿＿＿＿＿＿＿＿＿＿＿＿＿＿＿
　　声の感じと話し方のパターン＿＿＿＿＿＿＿＿＿＿＿＿＿＿＿＿＿＿
s．語彙のレベル＿＿＿＿＿＿＿＿＿＿
t．視線＿＿＿＿＿＿＿＿＿＿＿　注意範囲（注意散漫）＿＿＿＿＿＿＿
u．神経質（5）またはリラックスしている（1）（1～5の評価）＿＿＿＿
v．独断的（5）または受け身な（1）（1～5の評価）＿＿＿＿＿＿＿
w．家族，後見人，他者（存在する場合）との相互作用
＿＿＿＿＿＿＿＿＿＿＿＿＿＿＿＿＿＿＿＿＿＿＿＿＿＿＿＿＿＿＿＿＿

*訳注：この11の機能的健康パターンの「成人アセスメント」のスクリーニング項目は，ゴードンが言うように「収集したデータが，問題や潜在する問題（機能障害パターン）が存在する可能性を示している場合は，なお一層の情報収集を行うために，診断仮説（看護診断）を立てる必要がある．これは，存在する可能性のある問題のそれぞれについて，診断指標または重要な指標を探すように指示しているのである」という目的から作られている．

乳児および小児のアセスメント *

　新生児または小児が新たに看護師の受け持ちケースとなったとき，そこで総合的アセスメントが行われ，発達上のアセスメントおよび看護診断と看護治療のためのデータベースが確立される．データベースに情報として

必要なものは，(1) それぞれの機能的パターンの発達と解剖学的な成長，(2) 現在の健康パターン，(3) 乳児または小児が育っている家族の健康と家庭の環境などである．最小限度，入院時の看護歴聴取と診査は，高い頻度の問題を考慮してスクリーニングする必要がある．下記にリストにした質問と項目は，総合的な親-子の健康歴聴取のための手引きとして使うことができ，また問題をスクリーニングするために選択的に用いることもできる．

看護歴

1. 健康知覚－健康管理パターン

両親による報告：
a．母親の妊娠／分娩／出産歴は（この乳児の，他児の）？
b．出生後からの乳児の健康状態は？
c．乳児／小児のための定期健康検査は厳守されているか？　予防接種は？
d．乳児／小児が伝染病にかかったことは？　保育園／幼稚園の欠席状況は？
e．該当する場合：乳児／小児の医学的問題は？　治療，および予後は？
f．該当する場合：徴候そして／または症状を知ったとき時，両親がよくとる行動は？
g．該当する場合：医師または看護師の指導に容易に従えたか？
h．予防的な健康行動（例：おむつ交換，育児用具，そして衣類）は？
i．両親は喫煙するか？　小児たちの回りでか？
j．事故は？　その回数は？
k．乳児ベッドにある玩具（安全性）は？　移動手段は安全か？　車は安全か？
l．両親の安全対策は（例：家具や家屋の構造あるいは薬剤）？

両親（自身）に関して：
a．両親／家族の一般的健康状態は？

2. 栄養−代謝パターン

両親による乳児／小児についての報告：
a．母乳／人工栄養か？　摂取量は（概算する）？　吸啜の強さは？
b．食欲は？　食事を嫌がらないか？
c．24時間の栄養摂取量は？　捕食は？
d．食事行動は？　食物の選択は？　食物の好き嫌いは？
e．出生時の体重は？　現在の体重は？
f．皮膚の問題：発疹，病変，その他？
両親（自身）に関して：
a．両親／家族の栄養状態は？　問題は？

3. 排泄パターン

両親による乳児／小児についての報告：
a．排便パターンは？（記述する）　回数は？　便の性状は？　不快感を伴うか？
b．おむつの交換は？（通常の場合を記述する）
c．排尿パターンは？（記述する）　1日当たりの濡れおむつの数は（総量を概算する）？　排出力は（勢いよく出るか，したたるようか）？
d．過剰な発汗は？　臭いは？
両親（自身）に関して：
a．排泄パターンは？　問題は？

4. 活動−運動パターン

両親による報告：
a．入浴する日課は（いつ，どのように，どこで，石けんの種類は）？
b．更衣する日課は（着用している衣類，屋内／屋外での着替え）？
c．乳児／小児の典型的な日常活動は？（例：ベッド内で過ごす時間，抱かれている時間，遊んでいる時間；使っている玩具の種類）
d．乳児／小児の一般的な活動レベルは？　基準との誤差は？

e．乳児／小児の体力をどうみているか（強い，弱い）？
f．小児のセルフケア能力（入浴，食事，排泄，更衣，整容）は？
両親（自身）に関して：
a．活動／運動／余暇のパターンは？　養育は？　家庭の管理は？

5. 睡眠−休息パターン

両親による報告：
a．乳児／小児の睡眠パターン：概算される睡眠時間は？
b．乳児／小児の入眠障害は？　悪夢を見るか？　夜間頻尿か？
c．乳児の睡眠姿勢は？　体動は？
両親（自身）に関して：
a．睡眠パターンは？

6. 認知−知覚パターン

両親による報告：
a．乳児／小児の一般的な反応は？
b．話しかけに対する乳児の反応は？　物音に対しては？　事物に対しては？　接触感覚は？
c．乳児が事物を目で追うか？　ベッド上の玩具への反応は？
d．学習していることは（変化に注意する）？　乳児／小児に何を教えているか？
e．叫び声／発声は？　話し方のパターンは？　ことば数は？　文章は？
f．興奮させることの活用は？：話す，ゲームをする，その他
g．乳児／小児の視覚，聴覚，触覚，運動感覚は？
h．小児の名前，時刻，住所，電話番号を言う能力は？
i．乳児／小児が自分のニーズ（空腹，口渇，疼痛，不快）を認知する能力は？
両親（自身）に関して：
a．視覚，聴覚，触覚，他の感覚に関する問題は？
b．意思決定が困難か？　判断力は？

7. 自己知覚－自己概念パターン

両親による報告：
a．乳児／小児の機嫌は（イライラしているか）？
b．小児の価値についての感覚，自己同一性の感覚，生活能力についての感覚は？

小児による報告：
a．機嫌は？
b．友人は多い／少ないか？　他人に好かれているか？
c．自分が知覚していることは？（ほとんどいつもよいか？　よい状態でいるのがむずかしいか？）
d．いつも独りぼっちか？
e．恐いか（一時的に／頻繁に）？

両親（自身）に関して：
a．自分の価値についてどう思うか，自己同一性，生活能力は？
b．両親としての自己知覚はあるか？

8. 役割－関係パターン

両親による報告：
a．家族／世帯の構成は？
b．家族の問題／ストレス要因はないか？
c．家族成員と乳児（または小児）の間の相互作用は？
d．乳児／小児の分離に対する反応は？
e．小児：依存性は？
f．小児：遊びのパターンは？
g．小児：かんしゃくもちか？　しつけに関する問題は？　学校への適応は？

両親（自身）に関して：
a．役割の取り決めは？　満足感は？
b．仕事上の関係，社会的関係，夫婦間の関係は？

9. セクシュアリティ－生殖パターン

両親による小児についての報告：
a．男子／女子であることの感じ方は？
b．性に関する質問は？　親はそれにどう応答しているか？

両親（自身）に関して：
a．該当する場合：生殖に関係する既往は？
b．性的な満足感／問題は？

10. コーピング－ストレス耐性パターン

両親による報告：
a．小児にストレスを生じさせる何かがあるか？　ストレスにどこまで耐えられるか？
b．問題，欲求不満，怒りに対処する小児のパターンは？

両親（自身）に関して：
a．生活上のストレス要因は？　家族のストレスは？
b．問題に対処する方策は？　サポートシステムは？

11. 価値－信念パターン

両親による報告：
a．小児の道徳的発達，行動選択，約束を守ることは？

両親（自身）に関して：
a．生活上で重要なことは（価値観，霊的なもの）？　将来に対する願望は？
b．該当する場合：疾患が目標（訳注：願望や将来設計）に及ぼす衝撃に気づいているか？

12. その他

a．あなたが話したいことで，我々が話し合ってこなかったことはないか？　何か質問は？

スクリーニング診査書式

a．乳児／小児の一般的外観＿＿＿＿＿＿＿＿＿＿＿＿＿＿＿＿
b．両親の一般的外観＿＿＿＿＿＿＿＿＿＿＿＿＿＿＿＿＿＿
c．小児の身長／体重＿＿＿＿＿＿＿＿＿＿＿＿＿＿＿＿＿＿
　　組織の成長と発達＿＿＿＿＿＿＿＿＿＿
d．皮膚の色，湿潤，発疹，損傷＿＿＿＿＿＿＿＿＿＿＿＿＿
e．保証される場合に検査する：小児／乳児の尿，糞便＿＿＿＿＿
f．反射（年齢に相応した）＿＿＿＿＿＿＿＿＿＿＿＿＿＿＿
　　血圧＿＿＿＿＿＿＿＿＿＿＿＿＿
g．呼吸パターン：数，リズム＿＿＿＿＿＿＿＿＿＿＿＿＿＿
h．心音：心拍数，リズム＿＿＿＿＿＿＿＿＿＿＿＿＿＿＿＿
i．乳児／小児：反応，認知-認識の発達＿＿＿＿＿＿＿＿＿＿
j．小児：アイコンタクト（視線を交わす），話し方のパターン，姿勢
　　＿＿＿＿＿＿＿＿＿＿＿＿＿＿＿＿＿＿＿＿＿＿＿＿＿＿
k．微笑み返す反応（幼児）＿＿＿＿＿＿＿＿＿＿＿＿＿＿＿
l．社会的相互作用（小児）は？：
　　攻撃性／内向性？＿＿＿＿＿＿＿＿＿＿＿＿＿＿＿＿＿＿
m．語りかけへの反応？　要求は？＿＿＿＿＿＿＿＿＿＿＿＿

＊訳注：この11の機能的健康パターンの「乳児および小児のアセスメント」のスクリーニング項目は，ゴードンが言うように「収集したデータが，問題や潜在する問題（機能障害パターン）が存在する可能性を示している場合は，なお一層の情報収集を行うために，診断仮説（看護診断）を立てる必要がある．これは，存在する可能性のある問題のそれぞれについて，診断指標または重要な指標を探すように指示しているのである」という目的から作られている．

家族のアセスメント

11領域の機能的健康パターンは，家族のアセスメントにも適用できる．家族は，地域看護における最も重要なクライアントである．家族のアセスメントは，次のような場合に必要とされる．(1) 家族の健康パターンによって影響を受ける乳児や小児の発達のケアにおいて，または (2) 成人が (a) 家族のパターンにより影響を受けたり，または (b) こうしたパターンに影響を及ぼすある健康問題を持っている場合，以下に示すガイドラインにより，家族機能にかかわる情報が提供される．

1. 健康知覚－健康管理パターン

健康歴：
a．家族の日ごろの健康状態はどうか（過去数年の）？
b．過去1年に風邪をひいたことがあるか？ 仕事／学校を休んだか？
c．健康な状態を保つために最も重要なことは？ それらが健康に大きな影響をもたらすと思うか？（該当する場合，家族が行っている民間療法も含める）
d．家族成員がタバコ，アルコール，薬物を使用しているか？
e．予防接種は？ ヘルスケアの提供者は？ 健診の回数は？
f．事故は（家庭で，仕事で，学校で，運転中に）？（該当する場合：薬物の保管，洗剤製品，散らかっている敷物など）
g．これまで，医師，看護師，ソーシャル・ワーカーなどから受けた提案に従う方法をうまく見つけ出せたか？
h．家族の健康にとって重要で，援助できることは？

診査：
a．家族成員と家庭についての概観
b．該当する場合：薬剤の保管，ベビーベッドの配置，ベビーサークル，ストーブ，散らかった敷物，危険物，他の将来有害となりうる物

2. 栄養－代謝パターン

健康歴：
a．代表的な家族の食事パターン／食物摂取は？（記述する）補助食品は（例：ビタミン剤，スナック類）？
b．代表的な家族の水分摂取は？（記述する）補助食品：種類（例：フルーツジュース，ソフトドリンク，コーヒー）は？
c．食欲は？ 何か問題は？ 歯のケア（回数）は？
d．皮膚に問題がある人は？ 治癒の問題は？

診査：
a．機会があれば：冷蔵庫の中身，食事の準備，食事の内容など

3．排泄パターン

健康歴：
a．下剤やその他の助けとなるものを利用している家族は？
b．排泄物／台所ゴミの処理に関する問題は？
c．ペットの動物の排泄物処理は（屋内／屋外）？
d．徴候があれば：ハエ，ゴキブリ，ネズミによる問題は？

診査：
a．機会があれば：トイレ設備，台所ゴミの処理，ペットの排泄物処理を点検する：ハエ，ゴキブリ，ネズミが出る危険性の指標となるもの

4．活動―運動パターン

健康歴：
a．通常，家族はよく運動をするか，ほとんど運動しないか？ 運動のタイプは？ 規則的か？
b．家族の余暇活動は？ 積極的または受動的か？
c．買い物（交通手段），調理，家の維持管理，食費，衣類，家の掃除，住居費の問題は？

診査：
a．全般的な家庭の維持管理，個人の維持管理のパターン

5．睡眠―休息パターン

健康歴：
a．通常，家族成員はよく休息が取れており，学校や仕事のために準備ができているか？
b．静かで十分な睡眠が取れる場所があるか？
c．家族がゆっくりできる時間があるか？

診査：
a．機会があれば：寝室とその整頓状態を観察する

6．認知−知覚パターン

健康歴：
a．視覚または聴覚の問題は？　どう管理しているか？
b．家族は何か大きな決定をしなければならなかったか？　それをどのようにしたか？

診査：
a．必要とされる場合：自宅で使われている言葉
b．考えと疑問の把握（抽象的または具体的）
c．語彙レベル

7．自己知覚−自己概念パターン

健康歴：
a．家族は自分たちをほとんどいつもよい（それほどよくない）家族だと思っているか？
b．家族の全体的な雰囲気は？　幸せか？　心配か？　憂うつか？　家族の雰囲気の助けになるものは何か？

診査：
a．通常の雰囲気：リラックスしている（1）または神経質（5）；1〜5の評価
b．通常，家族成員は受け身な態度（1）か？　または独断的な態度（5）か？（1〜5の評価）

8．役割−関係パターン

健康歴：
a．家族（または世帯）構成員の年齢および構成は？（図に描く）
b．運営が困難な家族問題をかかえているか（核家族／大家族）？　育児は？
該当する場合：配偶者がこれまであなたに暴力をふるったことがあるか？　子どもに対しては？

ｃ．家族構成員間の関係は良好（それほど良好でない）か？　兄弟姉妹の関係は？
　ｄ．該当する場合：必要なだけの収入が十分にあるか？
　ｅ．地域になじんでいる（または孤立している）か？　近隣とは？
診査：
ａ．家族構成員間の相互作用（存在すれば）
ｂ．観察された家族のリーダーシップの役割

9．セクシュアリティ―生殖パターン

健康歴：
ａ．該当する場合（世帯の性的パートナーまたは状況）：性的関係に満足しているか？　変化は？　問題は？
ｂ．家族計画を行っているか？　避妊は？　何か問題は？
ｃ．該当する場合（子どもの年齢に応じて）：性的な話題を説明すること／話し合うことを気楽に感じているか？
診査：
なし

10．コーピング―ストレス耐性パターン

健康歴：
ａ．過去の数年間に家族に何か大きな変化があったか？
ｂ．ほとんどいつも，家族は緊張しているか，またはリラックスしているか？　緊張しているとき，何が助けになるか？　緊張を減少させるために，薬物やアルコールを使っている者がいるか？　お互いに助け合っているか？
ｃ．家族に問題が生じたとき，どのように対処してきたか？
ｄ．ほとんどいつも，この（これらの）方法は成功しているか？
診査：
なし

11. 価値―信念パターン

健康歴：
a．たいてい，家族は人生において望むものを得てきたか？
b．将来にとって重要なものは何か？
c．家族の誰もが大切だと信じている「ルール」があるか？
d．家族にとって大切な宗教は？　何か困難が生じたとき，それは助けになるか？

診査：
なし

地域社会アセスメント *

　地域社会は，健康パターンを発展させる．ある実践場面では，地域社会は最も重要なクライアントとなる．他の場面では，個々のクライアントもしくは家族は，特定の地域社会パターンのアセスメントを特に必要とする特定の問題をもっていたり，問題にさらされている可能性がある．以下は総合的な地域社会アセスメントのためのガイドラインであるが，特定の地域社会パターンは，個人または家族のケアに関連している可能性がある．加えて地域保健師または機関が，地域社会を徹底的に調査することを望まない場合には，診査事項からいくつかの項目を選択することによって，機能的パターンのスクリーニングを行うことが可能である．

*地域社会アセスメントの項目は，Gikow F, Kucharski, P. による「地域社会の機能的健康パターンアセスメント」"Functional health pattern assessment of a community" から採用した．この論文は 1984 年 11 月 13 日，カリフォルニア州アナハイムで行われた，アメリカ公衆衛生協会の第 112 回の年大会で提出されたものである．Gikow と Kucharski は，彼らの機関がケアを提供している地域社会での健康ニーズを評価するために，この機能的アセスメントを使用した．

1. 健康知覚―健康管理パターン

健康歴（地域社会の典型例）：
a．5 を最高とする 1〜5 の尺度で見た場合，集団の健康／健全レベルはおよそどの値か？　何か大きな健康問題はないか？

b．どのような強力な文化的パターンが，保健行動に影響を及ぼしているか？
c．住民は，保健サービスが利用できると感じているか？
d．何か特定の保健サービスや予防プログラムへの要望があるか？
e．住民は，消防，警察，安全対策プログラムが十分だと感じているか？

診査（地域社会の記録）：
a．罹患率，死亡率，障害者の割合（該当する場合，年齢層別に分類）
b．事故率（該当する場合，地区別に分類）
c．現在，運営されている保健施設（そのタイプ）
d．現在，実施されている健康増進／予防対策プログラム，その利用率
e．保健医療専門職の人口対比率
f．飲酒年齢に関する法律
g．年齢層別に見た薬物使用そして／または飲酒運転の検挙率

2．栄養－代謝パターン

健康歴（地域社会の典型例）：
a．一般的に，ほとんどの住民は栄養状態がよいように見えるか？　子どもは？　高齢者は？
b．食物の補給計画は？　食事引換券：その利用率は？
c．収入に対して食費は，この地域において適当か？
d．食料品店は，ほとんどの住民にとって利用しやすいか？　利用できる給食宅配サービスはあるか？
e．水資源と質は？　検査サービスは（ほとんどの住民が自宅に井戸を持っている場合）？　該当する場合：水道使用料は？　渇水時の制限は？
f．地域社会の発展により良好な水供給ができなくなる懸念は？
g．ほとんどの住民が，暖房／冷房の経費をおおむねまかなえているか？その対策は？

診査：
a．全体的な外観は（栄養，歯，気候に適した衣類）？　子どもは？　成人は？　高齢者は？

b．食料品の購入（食料品店の支払いカウンターで観察する）
c．ジャンクフードの購入機会は？（例：学校の自動販売機）

3．排泄パターン

健康歴（地域社会の典型例）：
a．主要な廃棄物の種類は（例：産業廃棄物，下水）？ 処理システムは？ リサイクル計画は？ 地域社会が知覚している何らかの問題は？
b．害虫駆除は？ 食品衛生検査は（例：レストラン，街頭の物売り）？
診査（地域社会の記録）：
a．伝染病の統計
b．大気汚染の統計

4．活動―運動パターン

健康歴（地域社会の典型例）：
a．住民はこの地域でどんな交通手段を使っているか？ 仕事に？ レクリエーションに？ 保健医療サービスを受けに行くのに？
b．住民（高齢者，その他）は，コミュニティ・センターを持っている／使っているか？ 子どものためのレクリエーション施設は？ 成人向けには？ 高齢者向けには？
c．住宅は十分あるか（入手しやすいか，経費）？ 公共住宅は？
診査：
a．レクリエーション／教養的プログラム
b．障害者に対する援助
c．住民のニーズにそった居住者用施設，ナーシングホーム，リハビリテーション施設
d．家庭，アパートの外部，庭の維持管理
e．一般的な活動レベル（例：活気がある，静か）

5．睡眠−休息パターン

健康歴（地域社会の典型例）：
a．近隣の人はふつう，夜は静かに過ごしているか？
b．通常の勤務時間は？　工場は 24 時間稼動しているか？
診査：
a．商業地域，住宅地域の活動／騒音レベル

6．認知−知覚パターン

健康歴：
a．多くの住民は英語を話すか？　複数の国の言葉を話すか？
b．住民の教育水準は？
c．学校は快適か，または改善の必要があるか？　成人教育が望まれているか，または利用できるか？
d．地域社会の決定を必要とする問題の種類は？　意思決定のプロセスは？　地域社会で物事を実施する／変革するのに最良の方法は何か？
診査：
a．学校の施設，中途退学者の割合
b．地域行政の組織，意思決定するライン

7．自己知覚−自己概念パターン

健康歴（地域社会の典型例）：
a．住むのによい地域社会か？　地域は発展しているか，衰退しているか，または変化がないか？
b．古い地域社会か？　かなり新しい地域社会か？
c．ある年齢層が際立っているか？
d．ふだんの住民の雰囲気は：人生を楽しんでいるか？　ストレスを感じているか？　"落ち込んでいる"と感じているか？
e．ふだん住民は，この地域社会で必要とされるいく種類かの能力を持っているか？
f．地域社会／近隣の機能は？　街の通り（商店街）は？

診査：
a．人種，少数民族の混在（該当する場合）
b．社会経済的レベル
c．一般的に見られる雰囲気

8. 役割－関係パターン

健康歴（地域社会の典型例）：
a．ここの住民は，共によくなろうとしているようにみえるか？　住民が社交のためによくいく場所は？
b．住民は，行政が住民の声を聞こうとしていると感じているか？　会合への参加率は高いか，低いか？
c．誰にでも十分な労働／仕事があるか？　賃金はよい／適正か？　人々はここで得られる仕事に満足しているようにみえるか（仕事に幸わせを，またはストレスを感じているか）？
d．近隣に暴動，暴力などの問題があるか？　家庭内暴力は？　子供／配偶者／高齢者虐待に関する問題は？
e．近隣の地域社会と折り合いよくやっているか？　住民は，何か地域社会事業に協同してかかわっているか？
f．近所同士は互いに支え合っているか？
g．地域社会は集まって一緒にやっているか？

診査：
a．相互作用の観察（一般的に，または特定の会合で）
b．個人間の暴力事件の統計
c．雇用，収入，貧困に関する統計
d．離婚率

9. セクシュアリティ－生殖パターン

健康歴（地域社会の典型例）：
a．平均的な家族の人数は？
b．住民は，ポルノ，売春，その他に関する問題があると感じているか？
c．住民は，学校／地域での性教育を必要としている／支持しているか？

診査：
a．家族の人数と家庭のタイプ
b．男／女の比率
c．平均的な妊娠年齢，妊産婦死亡率，乳児死亡率
d．10代の妊娠率
e．人工中絶率
f．性的暴行の統計
g．産児制限に関する法律／規則

10．コーピング－ストレス耐性パターン

健康歴（地域社会の典型例）：
a．ストレスにさらされているような集団があるか？
b．電話による援助の必要性／可能性は？ 支援グループは（健康に関連する，その他の）？

診査：
a．非行，薬物乱用，アルコール中毒，自殺，精神病に関する統計
b．人種別，民族集団別，性別による失業率

11．価値－信念パターン

健康歴（地域社会の典型例）：
a．社会の価値：この地域の住民が生活の中で大切としている，上位4つのものは？（健康関連の重要事項，優先順位を記録する）
b．住民は，地元の資金集め運動／キャンペーンに参加しようとしているか？（健康関連の何かがあれば記録する）
c．その地域には宗教団体があるか？ 利用できる教会はあるか？
d．住民は，意見の相違や社会的に常軌を逸した行動を許容できるか，あるいはできないか？

診査：
a．都市計画／自然保護の法律
b．地域行政の保健委員会の綿密な調査報告（目標，優先事項）
c．総予算と比較した保健医療の予算

クリティカルケア・アセスメント

　重症で，呼吸機能，心臓機能，神経学的機能，精神的機能などが不安定なクライアントは，すべての機能的健康パターンのアセスメントに応じることができない．そのため時として，重症期における診査と観察が，主なデータ収集の方法となる．重症のクライアントは，自分の健康歴を述べるだけのエネルギー，能力あるいは集中力を持ち合わせていることが少ないだろうから，重症患者をケアする看護師は，スクリーニング技術に習熟し，高頻度に出現する診断の手がかりに気を配る必要がある．特定の器官系に対するアセスメント，およびその他の観察的データには，高頻度の／高度治療が優先される場合の看護診断に対して，以下のスクリーニング項目が加えられる．

1. 健康知覚─健康管理パターン

a．感染のリスク状態にないか？（外傷または外科的切開による皮膚の損傷は？　免疫抑制は？　衰弱は？　慢性疾患は？　体液のうっ滞は？）リスク状態にある領域を特定する（例：全身または皮膚，呼吸，尿路）
b．身体損傷のリスク状態にないか？（判断力の低下は？　意識レベルの低下は？　感覚-運動神経の障害は？　聴覚・視覚は鋭敏か？　失神は？　ナースコールを使えるか？）
c．健康状態についての理解は？（必要とされる説明ができるか）？

2. 栄養─代謝パターン

a．栄養摂取不足のリスク状態にないか？（摂取量／非経口的水分，タンパク質，ビタミン，ミネラル）
b．褥瘡のリスク状態にないか？〔床上での可動性は？　骨突出がないか？　抑制またはギブスをしているか？　剪断（ずれ）や摩擦は？　牽引をしているか？〕
c．非効果的体温調節のリスク状態にないか？（未熟か？　頭部外傷は？　低体温か？　高体温か？）
d．体液量不足のリスク状態にないか？（代謝亢進状態にないか？　摂取量／排出量は？）

e．吸引のリスク状態にないか？（咳嗽反射や嘔吐反射の減弱，意識レベルの低下は？　嚥下できるか？　胃内残留物は？　気管切開，あるいは気管内チューブを挿入しているか？）

3．排泄パターン

a．便秘／宿便のリスク状態にないか？（結腸の動きは？）
b．下痢のリスク状態にないか，便失禁は？
c．尿失禁は？（カテーテルを留置しているか？）

4．活動－運動パターン

a．活動耐性低下のリスク状態にないか？（呼吸，心臓，循環の問題は？；息切れは？；安静時または床上での活動に伴う呼吸困難は？）
b．非効果的気道浄化のリスク状態にないか？（頻回に吸引しているか？；ラ音，ぜん鳴，湿性ラ音，捻髪（パチパチ）音は？；呼吸音の減弱は？；呼吸の問題は？）
c．非効果的呼吸パターンは？（血液ガス分析値は？　呼吸数と呼吸の深さは？　代償性に姿勢を変えているか？）
d．関節拘縮のリスク状態にないか？（24時間以上の身体不動－床上安静，床上での可動性障害は？）
e．セルフケアの不足はないか？〔機能的レベル分類Ⅰ～Ⅳのどれか？（p.179参照）総体的にまたは特定して：入浴－清潔は？　排泄は？　食事は？　更衣－整容は？〕
f．不使用性シンドロームのリスク状態にないか？（身体不動は？　麻痺は？　意識レベルは？　24時間にわたる床上安静は？）

5．睡眠－休息パターン

a．睡眠パターン混乱のリスク状態にないか？（心配なことはないか？　恐怖は？　騒音は？　睡眠の中断は？　入眠困難は？）

6. 認知－知覚パターン

a. 感覚欠損は？（聴覚は？　視覚は？）
b. クライアント／家族の意思決定上の葛藤は？（意思決定したいという要求は？　クライアントの意思決定能力は？　示された治療の選択肢は？）
c. 思考過程の障害は？（混乱は？：常時または夜間に？；幻覚は？）
d. 感覚遮断または負荷は？（監視中か？　隔離中か？）
e. 疼痛は？（耐えがたい不快感／疼痛の報告は？　身をかばう行動が見られるか？　筋緊張，心拍数の増加は？）
f. 恐怖／不安を緩和するのに十分な知識はあるか？（状況，治療，ケアに関する理解は？）

7. 自己知覚－自己概念パターン

a. 恐怖／不安は？（クライアントからの口頭での報告はあるか？　焦点は？　家族またはその他の人からの口頭での報告はあるか？　恐怖の焦点は？）
b. 無力か？（コントロールできている，またはコントロールの欠如の感覚の報告があるか？）
c. 希望は？（希望または絶望を表明しているか？）
d. 自己尊重／価値観の混乱は？（罪悪感の表明は？　危機に対処する能力の認識は？）

8. 役割－関係パターン

a. コミュニケーションは？（言語／非言語による様式は？　母国語は？）
b. 家族プロセス／コーピングは？（該当する場合）（相互作用は？　役割への適応は？　情報に対しての要求は？　ICUでの家族の役割を理解しているか？）
c. 悲嘆は？（該当する場合：喪失に関する認識は？）
d. 役割の遂行は？（救急が必要な状況，例：小児ケアにおける責任？）
e. 親の役割葛藤は？（親の役割混乱は？　家族の役割葛藤は？）

9. セクシュアリティ－生殖パターン

a．クライアントの状態に適合していない限り，だいたいは不一致

10. コーピング－ストレス耐性パターン

a．コーピング（クライアント，家族の不安のレベルは？；折り合ったのか？　無力だったのか？）

11. 価値－信念パターン

a．霊的苦悩は？（質問の意味；例：病気を患うことの意味とは？；信念についての内的葛藤は？；怒りは？　悪夢を見るか？　睡眠障害は？）

看護実践での看護診断カテゴリーの利用法
Use of Diagnostic Categories in Clinical Practice

　看護診断は，医学的診断と連係して，ほとんどの看護ケアの活動に焦点を提供している．医療費の削減，ケースマネジメント，医療費の償還法，そして質の評価と保証などの問題が，専門的実践モデルにおいてはかなり大きな部分を占めているので，本マニュアルにおいては，以下にあげる診断カテゴリーを臨床に適用することを提案する（訳注：p.iv-vも参照）．

看護過程における診断と治療

a．看護過程は，問題-同定と問題-解決の過程である．この過程はアセスメントから始められる（集められた情報は，個人，家族または地域社会の健康についての手がかりを提供してくれる）．
　手がかりのうちのいくつかは，診断の確定に役立つものもある．診断の手がかり（Diagnositic Cues）は，健康状態が機能している，または機能していない，あるいは機能していない可能性を示すたいへん重要な定義上の診断指標であり，また臨床での指標ともなる．それが何か他のことを意味しているということが明らかになるまでは，その診断の手がかり（キュー）を重要なものと考えておくべきである．診断カテゴリーは，この手がかりの意味を説明できるものとして利用すべきである．ある一つの手がかり（キュー），または手がかり群（例：不安，恐怖，抑うつなど）について，他に選択の可能性のある意味をいくつか考えておくべきである．

b．まず最初に，最もありえそうなものについて調べてみる．それに診断の手がかり（キュー）があるかないかをアセスメントする．得られる手がかり（キュー）は数からみればわずかかもしれないが，診断ラベ

ルを適用する前に，必ずなければならない基準でもある．
c．次にその問題の原因として考えられそうなものを調べてみる．そして，それが改善されれば最も良い影響を与えそうな原因因子，そして／または関連因子を決定する．まず最初に，そうした因子に介入の焦点を合わせるべきである（例：セルフケア不足，レベルⅢ，活動耐性低下に関連する，など）．
d．早まって結論を出すことをせずに；診断の記述（問題と原因）の正当性を証明するために，診断の手がかり（キュー）がそこにあることを確かめる．
e．"シンドローム"という名の診断ラベルには，特定された原因因子または関連因子はない．考えられる原因因子は，診断ラベル名の中に組み込まれている（例：「心的外傷後シンドローム」*「レイプ-心的外傷シンドローム」「移転ストレス性シンドローム」「不使用性シンドローム」「乳児突然死症候群」を参照）．
f．ハイリスク状態の診断には，危険因子がある．その状態が防げれば大いに影響を受けると考えられる危険因子に対して介入する．まず最初にこれらの因子に介入の焦点を合わせる．またリスク型診断には原因／関連因子はない．

　看護過程における看護診断の主要な役割は，p.59 の看護過程の構成要素を表した図の中に示してある．

*訳注：「心的外傷後シンドローム」のように傍点部分に原因因子が組み込まれている

文章作成

　診断カテゴリー・ラベルを，実在する問題または起こる可能性のある問題を記述するために用いる．クライアントによって報告されたことや観察した情報は，主観的および客観的データとして記述する〔問題指向型（POS）の書式が使われている場合〕．原因因子または関連因子は，考えられる原因について記述するが，それが看護ケア計画の焦点となるのである（現在はまだ診断リストとして承認されていない条件は，記述用語を用いて記録したうえで臨床研究の対象とされるべきである）．看護診断，その看護診断に特有の介入，およびその看護診断に特有の成果（目標）は，コンピュータシステムにうまく組み込めるように開発されている．

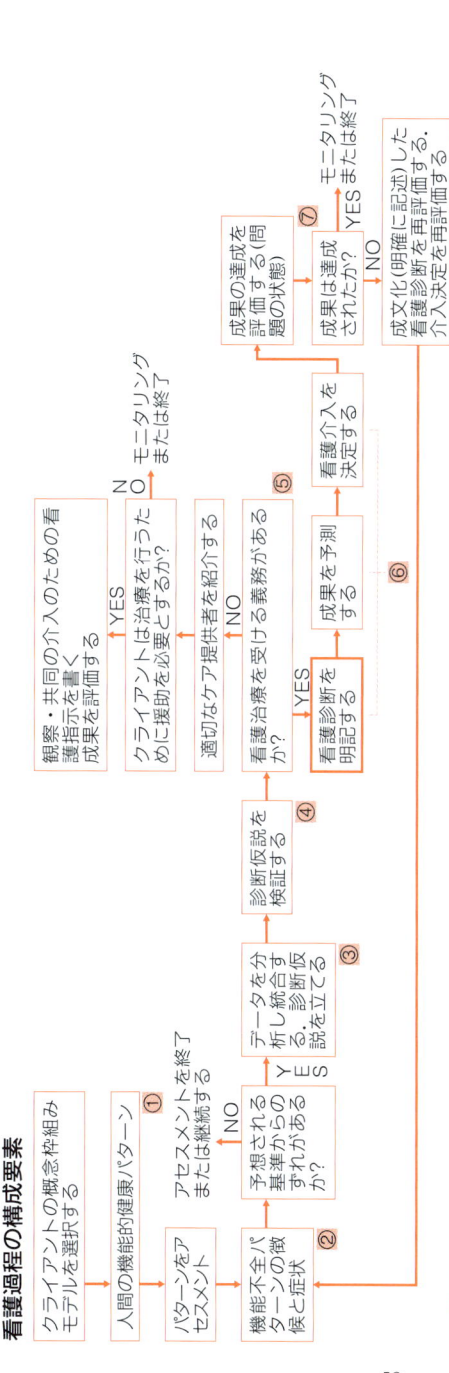

看護実践での看護診断カテゴリーの利用法

看護過程の構成要素

- クライアントの概念枠組みモデルを選択する
- 人間の機能的健康パターン
- ① パターンをアセスメントする
- アセスメントを終了または継続する
- ② 機能不全パターンの徴候と症状
- 予想される基準からのずれがあるか？ YES/NO
- データを分析し統計す、診断仮説を立てる
- ③ 診断仮説を検証する
- 看護治療を明確にするか？
- ④ 看護診断を明記する
- 観察・共同の介入のための看護指示を書く 成果を評価する
- クライアントは治療を行うために援助を必要とするか？ YES → 適切なケア提供者を紹介する
- NO
- 看護介入を受ける義務があるか？ YES/NO → モニタリングまたは終了
- 成果を予測する
- ⑤ 看護介入を決定する
- ⑥
- 成果の達成を評価する（問題の状態）
- 成果は達成されたか？ YES → モニタリングまたは終了
- NO → 成果文化（明確に記述）した看護診断を再評価する。介入決定を再評価する
- ⑦

☞記注：この図式を、わが国の臨床看護および看護教育における看護過程の構成要素として考えるならば、以下のような思考作業の流れになると思われる

作業①☞11の機能的健康パターン（正常に機能していないパターン）を選択する
作業②☞症状・徴候のデータを集め・判断し、分析および NANDA-I 定義と分類を用いて、推論した看護診断を推論する
作業③☞仮説を検証するために、本書および NANDA-I 定義と分類を用いて、推論した看護診断の診断指標・関連因子あるいは危険因子と、③で得た情報を比較照合する
作業④☞看護師は臨床判断を行うとともに、患者または／必要な時にその家族へのインフォームド・コンセントを行う
作業⑤☞看護計画書に記述する：看護診断名（症状・徴候・関連因子または危険因子）・成果（目標とする期日）・看護介入計画（O-P、T-P、必要時E-P）を決定する作業
作業⑥☞看護介入を実施した際に、S・O・I・A・P 式の記述形式の場合は、SOE の情報に基づいて、A：アセスメントする（状態と介入結果を比較し、判断する）

看護診断カテゴリーの利用法

コミュニケーション

　診断カテゴリー・ラベルを，ある勤務時間内のクライアントの状態についての簡潔な要約として利用し，また管理報告，退院計画，照会，およびケースカンファレンスにも利用する．

コンサルティング

　クリニカルナース・スペシャリストに相談を要請するときに，手がかりそして／または診断カテゴリー・ラベルを，簡潔な要約として利用する．診断カテゴリー・ラベルはまた，看護診断（例：栄養の，身体の，職業の，レクリエーションの，芸術／音楽セラピーの）に対する治療のために，相談や特殊な補助治療サービスが必要とされるときにも役立つ．相談を受けた人の報告も，看護診断用語を使って書かれる．

ケアの質，基準，および全国的ガイドライン

　診断カテゴリーとその構成要素は，質改善プログラムにおける過程と成果を監査するための焦点として利用する．そして診断の利用のされ方と診断する際の判断の的確さをアセスメントする（経過の監査）．さらにその診断に対する治療ガイドライン，すなわち介入と成果の基準，およびそれらを測定するための基準を確立する．そのために看護診断（疼痛，褥瘡性潰瘍，抑うつ，その他）に焦点を合わせた全国的に通用しているガイドライン，合衆国ヘルスケア政策研究局（United States Agency for Healthcare Research and Quality；AHRQ）が開発したガイドラインなどを用いて実施する．これらについてはウェブサイトを参照してほしい．

看護ケアの費用−医療費償還，および人員配置

　診断カテゴリーは，クライアントの分類の焦点としても使える．これは，看護ケアの費用，医療費償還および人員配置を見積もるために必要なものである．サービスに必要な費用を決定する際に，消費された資源に対して，看護診断が用意してくれるようなより精錬された測定法が必要である．看護診断，医学的診断，および重症度に基づく医療費を決定すること

は，現在まだ実験段階にある．

ケースマネージメント

　診断カテゴリー・ラベルは，医学的診断と連係させて，ケースマネージメントの焦点を定めるために使われる．看護診断特有の成果と医学的診断特有の成果は，成果に焦点を合わせたケースマネージメントのために使われる．

クリティカル・パス

　看護診断カテゴリーとクライアントの強み（機能をアセスメントしている間に確認される）は，(1) 疾患に対する成果が考えだされる道筋に影響を与える変数を記述するための，または (2) 看護診断上のクリティカル・パスを構成するための基礎となる（他の看護診断と医学的診断を変数として用いて）．クリティカル・パスは，時間と過程（介入／評価）の枠内において，回復（成果の達成）の予定を立てるための道筋である．

研究と理論の開発

　診断カテゴリーとその構成要素は，そのもととなる概念の簡潔な要約を提供している．それらは臨床看護研究のための焦点となるものであり，また看護科学の領域にあっては中範囲理論を構築するために用いられる．看護診断へのさまざまな介入の有効性については，まだ研究の途上にある．

文章作成：基本書式と例示

Documentation：Format and Example

　患者記録の中には，入院時アセスメントに続いて，看護診断と治療計画が文書化されている．文章にして残すことは，法律上の用途，ケアの継続，看護料の算出，医療費償還およびスタッフ配置計画にとって，きわめて重要なことである．最近では，チャートとカーデックスなどの紙媒体による記録から，情報システム化されたコンピュータ記録へと移行してきている．

　一般的に文章作成法としてよく用いられる問題志向型記録は，学生にも熟達した臨床家にとっても役に立つものである．この書面または電子書式は，(1) 情報を容易に検索できる索引システム，(2) 診断，治療の判断を自己評価するためのチェックポイント，(3) ケア提供者の間で治療計画の調整を効果的に行うための，もとになる問題のリスト（番号順にリストにされたクライアントの問題）などを提供する．p.69-73 ページの例のように，問題志向型記録には，問題，その裏づけとなるデータ，およびケア計画が含まれる．各診断には番号がふられ，もとになる問題点リストに記入される．続いて入院時の看護歴と診査，問題点の番号，看護診断，裏づけとなる臨床データ，そして看護計画などが記入される．こうした記録のためのガイドラインを p.63-65 に示した．看護診断が特定された後のすべての記録には，同じ問題点の番号が使われる．紙ベースによる記録法を使った看護歴の記録，診査，診断，治療計画の記入例は p.65-73 に示している．

　疾患またはその治療に関連した主観的または客観的データは，患者記録の中に番号（例：#2 糖尿病など）をつけて記載される．治療に関連した看護ケアを記録するために，医学的な問題を分類し直す必要はない（例：糖代謝の変化，心拍出量の変化）．実際，索引システムを分類し直すことは情報が誤って伝わる原因となる．

　コンピュータ記録がない施設での臨床場面では，カーデックスが使われることがある．カーデックスには，看護診断（問題／原因因子），治療，および成果（目標）がリストにされている．医学的診断，医師の指示，観

察またはモニタリングに関連したあらゆる看護指示，モニタリング，薬剤，治療，標準的な診断と治療の手順などもまた，カーデックスに記載される．疾患の観察または個別の疾患治療に関連した看護指示の追加事項も，カーデックス上にリストにされる．これらの看護指示は看護実践の範囲内で協力して行うためのもので，疾患に対する医学的治療を変えるものではない．

　文章作成のこうした方法を用いた患者記録には，看護の判断，行動，および看護診断もしくは医学的診断と関連した評価が反映されることになる．カーデックスは，看護上の注意を要するすべての患者の問題に対して，すばやく参照できる情報を提供できるものとなるだろう．

問題指向型記録の書式のガイドラインとチェックポイント*

\#＿＿：**問題の番号づけとラベルづけ**：問題についての明確で簡潔な診断ラベルを記述する．

　S（subjective data；主観的データ）と O（objective data；客観的データ）に，その問題についての十分な臨床データ（診断指標）が含まれているか，以下の内容について確認する．

　もし情報が不十分な場合，考えられる可能な診断または主要な徴候／症状を記録し，アセスメントをさらに続ける．

S：**主観的データ**　クライアント個人または家族からの口頭による報告に基づいて，適切な診断指標をあげる．

　必要なら，その言葉のまま引用して記録する．

　客観的データも見て，データに一貫性があるかチェックする．記録する前に，データの中にある不一致または矛盾を除くことを試みる．

O：**客観的データ**　クライアント個人または家族についての直接的な観察と診査，背景や周囲の状況の観察を行い，それが要を得ているなら，他のケア提供者の観察による報告をもとにして適切な診断指標をあげる．

　客観的データに測定の誤りや観察者の偏見などないかチェックし，主観的データとの整合性についてチェックする．記録する前に，データの中にある不一致または矛盾を除くことを試みる．

注意：SとOのデータには，問題点と関連因子を裏づけるのに十分な，診断を行うための基準が用意されていなければならない．診断指標を確認するために，各看護診断のページを参照してほしい．

A：アセスメント：#＿＿＿の番号の問題に影響を与えている原因因子または関連因子を記述する．

記述には明瞭で簡潔な用語を使う．

ＳとＯのデータが，原因因子に対する診断指標を示していることを確認する．関連因子を分類するのに適切な情報が不十分な場合，考えられる可能な要因を記入し，アセスメントをさらに続ける．問題および問題に関連して予測される事柄を解決するために，適切に機能するためのクライアントの強みに含めてもよい．

ハイリスク状態の診断には原因因子はない．ＳとＯに記録される危険因子はリスクが高くなった場合に意味をもつ．それらは，ケア計画立案のために重要なものとなる．

Ｐ：計画：予測される成果（目標）とそれに対する介入を記述する．

予測される成果（目標）：問題に対して達成可能な成果を簡潔に，明確に，測定可能なように，論理的に記述する．成果を達成できる時間を記述する（例：退院時，3日後，4週間後の訪問時など）．可能なら，成果と時間の要素を順を追って記述する．

#＿＿＿の問題に対する特定の成果（目標）が考えられているか確認する．

成果が達成できる期日が現実的であることを確認する．原因因子が，成果達成に必要とされる時間に与える影響について考慮する．

介入：介入の目標（選択できるもの）を記述する．看護治療上の指示を簡潔にリストにあげる．特定の行為（該当する場合，時間と量）をここに含める．

看護治療上の指示がＡ（assessment：アセスメント）に記述された原因と合致しているか，そして個々の患者に特定のものであるかを確認する．原因因子を持たない潜在的なリスクの予測される問題である場合，その看護治療上の指示が，ＳとＯであげられた危険因子を減らすことができるかを確認する．

その看護治療上の指示が，成果を達成できる可能性が高いものか確認する．

そうした方が便利なら，計画を看護治療上の指示（PRX），診断的指示（PDX）と教育的指示（PED）に区分する．

＊訳注：看護診断の計画や，患者の観察からアセスメントする看護診断を，SOAPの記

録形態（問題指向型記録）に基づいて，記述できるようになるためには，各臨床で取扱う看護診断の症状・徴候（あるいは寄与因子）について，十分に習得しておく必要がある．特に，SまたはOで観察すべき患者の訴えや，フィジカルアセスメントなどについては，すべてが何らかの看護診断の症状・徴候であるべきといえる．

記入例：看護歴および診査

　以下は，看護歴と診査の記録の例である．該当するのであれば，第1節には，年齢，性別，婚姻の状態，診療状況，一般状態，人種と民族的背景などについて，読者の注意を促すいくつかの前置き的な文章が記してある．この枠組みの範囲内で，健康パターンが機能的なものか，非機能的なものか，あるいは非機能的になる可能性があるものかを判断する際に，何が基準となるかについて示している．

看護歴

　はじめて入院する55歳の既婚の肥満した男性，スペインセンター所長．ベッド上に姿勢よく座り，態度と話し方に緊張が感じられる．この5年間，やや高めの血圧の既往がある．1年前に眩暈感が12時間持続したため服薬を始める．ほかに2度，同じ症状が現れたが安静にすることで和らいだ．眩暈感と左腕に痺れがあるため，緊急治療室での治療を望んでいる．

健康知覚-健康管理パターン：1年前に"高血圧"と診断されるまで，健康状態は良好とされていた．仕事は"ストレスを感じる"が"人びとが私を必要としている"という．過去6か月間頭痛が続き，2度の眩暈症状が現れた．1度目は仕事中に，2度目は自宅で，それはおよそ2時間続いた．安静にすることで症状はなくなった．治療を遅らせたのは"忙しすぎた"からである．そうなったのは"働きすぎた"からで，高血圧のせいではないと考えている．約6か月前に降圧剤の服用と医師にかかることをやめた．"血圧が下がると気分がよくなる"が，降圧剤の影響でインポテンスになったと話す．左腕のしびれと脳卒中の恐れがあるために，今日，緊急治療室に来た．母親は，15か月前に"脳卒中"で亡くなっている．自分が体のケアをおろそかにしてきたことを心配していて，"自分がどうすべ

きかを知りたい"，"すべて"を知りたいと言う．誰かがここまで運んでくれたら，仕事に関連する事務処理をしてもいいかと尋ねている．現在，アルカセルツァー（制酸・鎮痛薬）と緩下剤以外の服薬はない．喫煙はしないし，つき合い程度の飲酒である．

栄養-代謝パターン：食事例：最低1日必要量（MDR）のタンパク質の摂取，炭水化物や脂肪の過剰摂取，ごくわずかの高繊維質食品（果物と野菜），1日に約3杯のコーヒー，少ない水分摂取，口角または粘膜の病変の既往はない．この15年間，体重は少しずつ増加．昼食後に若干の消化不良と胸焼けがあるが，それは日々の多様な問題によると考えられる；アルカセルツァーを服用している；ダイエットに失敗；問題は"おそらく仕事のストレスのせいで，帰宅してから夕食をたくさん食べ，軽い夜食もとる"；食物の好ききらいはない．昼食はサンドウィッチとケーキを仕事場へ持っていって，自分の席で食べる；近くによいレストランがないため．

排泄パターン：月に2，3回便秘になる以外，毎日便通がある．便秘は2日間ほど続き，固形便で，いきんで腹圧をかけ，緩下剤を使用していた．

このパターンの原因は食事にあると考えられる；彼は食事を改善しなければならないことはわかっている．排尿，排泄のコントロールの問題はないと報告している．

活動-運動パターン：スポーツは観戦するだけで，車を使用し，タイムスケジュールのせいで最低限の歩行，座位での仕事，運動するには自分は年をとりすぎたと思っている．ここ数週間は疲労が増し，入院前の2か月間は活力もなかった；セルフケア不足はない．レクリエーションは小説を読む，テレビを観る，他の夫婦と一緒に食事をすること．都市部のアパートの1階に住んでいて，職場まで3/4マイル（約1.2 km）を運転する．

睡眠-休息パターン：夜の睡眠は平均して4～6時間，静寂な環境，妻と一緒の寝室，ダブルベッド，ベッドボードを使用．就寝前の活動は，テレビを観るか，仕事の書類処理をする；この1か月間，入眠困難が続いている；仕事上の問題をあれこれ考えていて，目覚めがよくない．

認知-知覚パターン：眼鏡によって視力を調整，1年前に取り替えた；聴覚，味覚，嗅覚の変調はない．記銘力にも変化の自覚はない；"脳卒中になった時のように，正気を失い始めたら，とても受け入れられない．"学習能力：大学の時よりは鈍くなっているが，物腰は機敏，質問を容易に把握できる．鎮静剤，精神安定剤，その他の薬剤は使用していない．現在，頭痛はない．

自己知覚-自己概念パターン：物事をうまく進めるために，自分は必要とされていると思っている（仕事，父親，夫）；時どき，家族と順調に過ごせていないと思うことがあるし，家族をこの地域に住まわせることもよくないと思っている．しかし仕事において，人びとが私の援助を必要とするとき，家族はそばにいるべきだと思っている．"私が病気になったら家族の世話をできなくなるし，家族が私の世話をしなければならなくなったら大変なことだ．"

役割-関係パターン：家族は幸せのようだ，彼の果たすべき仕事を理解している．妻は以前，ソーシャル・ワーカーをしていたと話す．子どもたちはよい子たちだが，"ジョー（10歳）が大きくなるにつれて，我々は苦労するだろうと分かっている"，町で［低所得地域］と言われている場所から我々は引っ越さねばならないと思う．4か月前に10歳の子が暴行された；14歳の少年はスポーツに興味を持っていて"これまでのところ問題はない"．たいてい家族は，問題に対して"一緒になってかかわってきた"．社会的つきあいは"数組の夫婦"に限っていて，それで十分だと思っている．仕事のために毎日 9-10 時間必要だが，"常にセンターを運営するための資金調達に努めている．"（入院の間は助手が引き継いでいる）；仕事および人びとの助けになることに喜びを感じている；同僚たちは"一緒に働きやすい．"

　妻は同僚たちと親しいと言い，夫の健康を気遣っている．妻は夫が自分自身のことよりも他人のことのほうを心配していることに敬服していると言う．妻は夫の入院の間，家庭の責務を果たすことができる．彼女と子供たちは最近，健康診査を受けた；健康上の問題は特になく，血圧も高くないと言っている．

セクシュアリティ-生殖パターン：2 人の子供がいる；血圧降下薬の服用によってインポテンスになったと言う．"血圧が下がった"とき，服薬をやめた；性交能力は回復した．性的関係での問題は認められない．

コーピング-ストレス耐性パターン：仕事では緊張を感じている；少し緊張を緩和しようとリラックス運動を試してみた；そうした時間を必ずしももてるわけではない．問題を解決する最良の方法は"そうしたことに挑戦すること"だと述べる．脳卒中になることを恐れ，依存的になっている．"今日こういうことになって，本当に恐ろしかった．""私は，仕事のこと，家庭のこと，そして今は血圧のことなど，あまりにも多くのことを考えなければならない．"人生における出来事；父は 3 年前に死亡，母は 15 か月

前に脳卒中で死亡した．"年老いた"母のそばにいるために，2年前，近くのスペインセンターでの仕事を引き受けた．そうできたことをうれしく思っているし，よかったと感じている．

価値-信念パターン："自分にとっていい人生だった"；"社会の不公平について深く思うところがあり，そのために何かしたいと願っている．"家族は，彼にとって大切であると言う．また宗教（カトリックの）も彼にとって重要である；教会の行事には積極的に参加したいと望んでいる．

診査

血圧　　205／118　　　　体温　　99.8°F（37.6℃）
脈拍数　規則的で強い　　　呼吸数　18

栄養-代謝パターン

皮膚　　骨突出による発赤はなし；損傷なし；足の腓腹が乾燥，歩行に不快感
口腔粘膜　湿潤，損傷なし
実際の体重　230ポンド（104 kg）　申告の体重　220ポンド（99.7 kg）　身長　5フィート11インチ（180.3 cm）

活動-運動パターン

歩行　　安定　　姿勢　　バランス良好
筋緊張，筋力-協調　　左右の握力とも強い；下肢の挙上；鉛筆をつまみ上げられる；頸部，肩部の筋に緊張あり
可動域（関節）　　前屈時にやや堅さがある
人工補装具／補助装置　　なし
身体部位の欠損　　なし
実証された能力；
食事　　0　　整容　　　0
入浴　　0　　一般的可動性　0
排泄　　0　　更衣　　　0
(0＝完全なセルフケア)

認知-知覚パターン

知覚　ささやき声が聞きとれるか　可　新聞紙が読めるか　眼鏡を

使用して可
言語　　英語；具体的および抽象的観念を把握できる．話し方は明瞭；注意持続は良好

自己知覚-自己概念パターン
全般的外観　　整容良好，清潔良好
神経質／リラックス　　2段階の緊張（1〜5の測定尺度，リラックスしている＝1）；
問診の間は少しリラックスしている
アイコンタクト（視線を交わす）　可　　注意力　良
独断的／受動的　　3（受動的＝1，1〜5の測定尺度）

役割-関係パターン
相互作用　　妻とのコミュニケーションは支援的；両者とも少し緊張；子どもたちは不在

問題のリスト

訳注：ここでいう「問題」とは，看護診断ラベル名ではない

1　外因性肥満

S：炭水化物と脂肪の過剰摂取を報告する；大量の夕食，軽い夜食，昼食のサンドウィッチとケーキは職場の机で食べる．
　　この15年間に少しずつ体重が増加したと報告する；運動するには自分は年をとりすぎたと思っている；座位での仕事；スポーツは観るだけ，仕事のため3/4マイル（1.2 km）車を運転する．申告体重220ポンド（99.7 kg）．
O：身長5フィート11インチ（180.3 cm），体重230ポンド（104 kg）．足の腓腹の乾燥により，歩行時に不快感がある．現在の食事指示：1200カロリー
A：カロリー摂取-エネルギー消費の不均衡．過去にダイエットに失敗したとの報告；歩行時の不快感が運動量を減らす可能性がある．
退院時の成果（目標）：(1) カロリーガイド（食品交換表）を使用し，1日1200カロリーのダイエット食について1週間分を記録する，(2) 日

常生活の範囲内で，どのように食事計画を達成するかについて述べる．
(3) 運動量を増やす計画と1か月間に達成できる体量減少の目標値について述べる．
P：以前に，なぜダイエットに失敗したかについて話し合う．動機づけ，準備ができていたか，いま現在の体量減少計画についてアセスメントする；成果を達成するために，教育計画を進める．足痛治療医を受診することを勧める．

2 間欠性便秘パターン

S：毎日の便通はあるが，1か月に2～3回便秘がある；便秘は2日間ほど続く，固形便で，いきんで腹圧をかけ，緩下剤を使用；この原因は，高繊維食品の摂取がわずかで，水分摂取が少なく，また歩行と運動量がわずかなためと考えられる；現在，便秘の報告はない．
A：食事–運動パターン
退院時の成果（目標）：(1) いきんで腹圧をかけなくともよい毎日の排便，(2) 食事によって水分摂取を増やし，高繊維質食品を摂取する計画について述べる．
P：入院中の排便パターンを毎日チェックする．食事の合間に補充すべき水分を提供する．体重減少のための食事指導の中に，水分と高繊維質食品の必要量摂取を指導することを組み込む．（問題 1を参照）

3 恐怖（依存的になることに関する）

S："脳卒中になった時のように，正気を失い始めるようなことがあったら，とても受け入れられない．""私が家族の世話をするかわりに，私が病気になって家族が私の世話をしなければならなくなったら，大変なことだ．"と，脳卒中になって，自分が依存的になることの恐怖を述べる—"今日こんなふうになったことが，本当に恐ろしかった．"；母親は15か月前に脳卒中で死亡した．問題を解決する最良の方法は"そうしたことに挑戦すること"だと述べる．
O：頸部と肩部に筋緊張がある．
A：脳卒中の危険性を知覚している．
第2日目の成果（目標）：(1) 頸部筋と肩部筋が弛緩する，(2)（脳卒中に

よって）依存的になることに対する将来の危険性を減らす方法を明確にする．
P：周囲の環境について案内し，これから行われる処置について説明する（認知的，感覚的オリエンテーション）．筋弛緩を目的に，4時間ごとの背部マッサージを2日間行う．依存的になることへの恐怖を言葉にすることをやめさせることなく，リスク因子に"挑戦"しようとするように向けていく；食事療法の計画と葛藤の解決について話し合い，合わせてまとめる．

4　価値観の葛藤

S：社会の不正について深く思いめぐらせている；それらに対して何かをしたいと願っている；都市中のスペインセンターの所長；仕事と人びとの助けになることに喜びを感じている；同僚たちとは一緒に働きやすい；仕事のために1日に9～10時間を必要としている；常にセンターを運営するための資金調達に努めている；"仕事はストレスを感じるが，人びとは私を必要としている"；仕事では緊張していると感じている—リラックスする運動を試してみた；そうした時間を必ずしももてるわけではない；夜の睡眠は平均して4～6時間，最近の1か月間は入眠困難があり，就寝前はテレビを見るか，仕事上の書類処理などもする；仕事に関連する問題を考えて，目が覚めることがある．妻は夫が自分自身のことよりも他人のことのほうを心配していることに敬服している；"子どもたちはよい子たちだが，ジョーが大きくなるにつれて，我々は苦労するだろうと分かっている"；"我々は他へ引っ越さねばならないと思う．"；4か月前に10歳の子が暴行された地域から；物事をうまく進めるために，自分は必要とされていると思っている（仕事，父親，夫）；時どき"私は家族と順調に過ごせていないと思うことがあるし，家族をこの地域に住まわせることもよくないと思っている；しかし仕事において，人びとが私の援助を必要とするとき，家族はそばにいるべきだと思っている"；"私は考えなければならないことがあまりにも多すぎる．仕事のことや家庭のこと，そして今は血圧のことも．"
O：血圧（BP）205/118；過去5年間の本態性高血圧の既往
A：責任を感じている（仕事と家族，たぶん自分自身に対しても）

退院時の成果（目標）：人生において，果たすべき責務／その優先度を定期的に評価する計画を述べる．

P：価値のある活動（仕事，家族，健康管理に対する責任）と関連した時間的制約についてアセスメントする．優先度の高い責任を決定することを援助する（価値を明確にする）．価値のある領域それぞれに対して時間を配分することにより，葛藤を解決できる可能性があることについて話し合う．他の人びとの助けとなることを続けることで，目標を達成できるかもしれない健康管理の価値について話し合う．看護を差し向ける対象について検討する．

5　健康管理不足のハイリスク状態*

S：治療を遅らせたのは"忙しすぎた"からである；頭痛と眩暈は働きすぎのせいだと考えている；"血圧（BP）が下がったとき"薬剤の服用とフォローアップケア（経過治療）をやめた；降圧剤の影響でインポテンスになったと話す．

O：血圧 205/118；身長 5 フィート 11 インチ（180.3 cm）；体重 230 ポンド（104 kg）

A：現時点においては，健康管理を改善しようと動機づけられていると思われる；自分が何をするべきか知りたいと述べている．

退院時の成果（目標）：日常生活の範囲内で，どのように健康管理計画を達成するかについて述べる（薬剤の服用，食事-運動，便通，価値観の対立への対処）．

P：健康管理を改善するための動機づけ，準備ができているかについて評価する；高血圧，食事，運動，排泄，価値観の対立への対処方法についての学習計画を進める．（高血圧と一過性脳虚血発作管理のための一般的計画は，特殊な薬剤などが退院の際に処方されるまでにもう一度検討されるべきである．）

6　一過性脳虚血発作の所見を伴う高血圧
　　（医師による医学的診断によって記録される）

P：1 日 2 回，ゼストリル（ACE 阻害薬）200 mg を投与；無塩で 1 日に 1,200 カロリーの食事；1 日 4 時間ごとの血圧測定；医学的指示：拡

張期圧が100以上で,激しい頭痛,眩暈のあるときは,医師に報告する.顔面あるいは四肢の筋の虚弱性を観察し,医師に報告する.(看護上の指示)

＊他のすべての問題を,知覚された責任と優先度に関連した健康管理の不足としてまとめることができるだろう.ケアの目的は,患者が自らの価値観(優先度)を診査し,仕事,家族,健康管理の責任のバランスをとることができるように手助けすることである.

診断カテゴリー

Diagnostic Categories

> **訳者解説**
>
> 本書を深く学んでいただいて，臨床看護実践に役立つものとするために，訳者らは，診断カテゴリーの各看護診断にある「中見出し」について以下の注釈を加え，また，臨床看護領域の成人看護系として厳選した診断ラベル（p.76 表を参照）の"診断指標"などの部分に，「凡例」に記す方法で，本書と NANDA-I の記述とを比較して示したので，ぜひ参考にしていただきたい．

●中見出しの解説

定義：DEFINITION

☞「定義」と訳しているが，各"診断の特徴"といった意味である

診断指標：DEFINING CHARACTERISTICS

(1) 診断の可能性を高める，観察される徴候，口頭での報告または前後関係から推測できる属性；(2) 診断の手がかり（キュー）または指標として役立つ；(3) 症状または徴候；(4) クライアント-環境相互作用の過去のまたは現在の指標；(5) 人間の反応である（付録　用語集より）

☞看護診断の"明確な特徴"を示している

診断の手がかり：Diagnostic Cues

健康上の問題に関する臨床での指標として役立つ，観察される徴候，口頭による報告または文脈から推論できる属性；診断の可能性を高めるのに大いに影響を与える特定の判定基準；(2) 特定の診断名を挙げることができる場合に通常考えられる症状または徴候；(3) 定義の特徴（付録　用語集より）

☞キュー（Cue）は，もともと認知心理学（生体の知覚・思考・意識・記憶・言語・発達などの認知活動を，情報処理の観点から研究する学問）の用語であり，情報などと訳される．またヒントの意味合いもあり，看護診断を行うときの「クライアントの診断の手がかり」を示している

支持手がかり：Supporting Cues

健康上の問題の診断の指標として用いられる観察可能な徴候，口頭での

報告または文脈から推論できる属性；(2) 診断の際の判断の信頼性に影響する情報；(3) 徴候または症状；(4) 通常，一つまたはそれ以上の診断の指標となる定義の特徴（付録　用語集より）
☞「診断の手がかり」の助けとなる徴候を示している

原因・関連因子：ETIOLOGICAL OR RELATED FACTORS
　原因因子；健康上の問題に関して考えられる原因；(2) 通常の研究に基づく，因果関係に根ざした原因（付録　用語集より）

　関連因子；健康上の問題となんらかの関連がある状態または状況
☞看護の病態因子（看護問題の原因とそれに伴う関連した要因・要素・原因）を示している．ここでいう「病態因子」とは，「その看護診断を引きおこす因子」と解釈できる

危険因子：RISK FACTORS
　潜在的問題または危険状態の指標となる観察可能な徴候，口頭での報告または文脈から推論できる属性（付録　用語集より）
☞看護問題のリスクがある要因・要素・原因が存在している意味である

リスクの高い人びと：HIGH-RISK POPULATIONS
　看護診断によって記述されるある状態に対して平均より危険性が高い個人，家族，または集団（付録　用語集より）
☞「このマニュアルの使い方」"リスクの高い人びと"（p.11）参照
☞特定の状況にあって，とくにリスクの出現率が高い人びとについて列記している（例：ベッド上での可動性に障害のある人は，褥瘡に対するリスクが高いなど）
☞調査統計上，疾患にり患した人たち（病名），集団に多く見られることを示している．ここでいう「り患した」とは，看護診断が確定したと解釈できる

●凡例
　本著を臨床で活用しやすいように，以下の訳注（記号）を付した．臨床看護の成人看護系分野（入院／看護外来）で，看護問題としての症状・徴候が頻回に観察される次ページにあげる診断ラベルのみ対象とした．

G：ゴードン博士が独自に考案した診断ラベルであることを示す
☞ゴードン博士は，看護職専門家1100人を対象に行った研究から，臨床上できわめて有用と判断し，これらの診断ラベルを考案した

N：NANDA-Iの診断指標にあることを示し，本書の診断指標（「診断の手がかり」「支持手がかり」），あるいは危険因子と，NANDA-Iの診断指標を対比して併記した．
☞ゴードン博士の診断指標と全く同一のものは，重複する表記を省略しNのみを示した
☞併記することで，臨床での患者観察において診断を推論する際の互いの照合が容易となり，診断指標を互いに参照することによって，各看護診断の理解が深まる

臨床看護領域（成人看護系）の厳選看護診断ラベル一覧

●健康知覚-健康管理パターン
- リスク傾斜健康行動　＊看護外来,在宅看護　78
- 非効果的自己健康管理　＊看護外来,在宅看護　82
- ・感染リスク状態　96
- ・転倒リスク状態　＊看護外来,在宅看護（入院時はリスクマネージメント適応）　100

●栄養-代謝パターン
- 栄養摂取消費バランス異常：必要量以下　115
- 嚥下障害　123
- 誤嚥リスク状態　＊看護外来,在宅看護（入院時はリスクマネージメント適応）　126
- 口腔粘膜障害　127
- 体液量不足　＊看護外来,在宅看護　132
- 皮膚統合性障害　135
- 皮膚統合性障害リスク状態　136
- 組織統合性障害　138
- 高体温　＊看護外来,在宅看護　145

●排泄パターン
- ・便秘　149
- ・知覚的便秘　151
- 下痢　156
- 便失禁　157
- 機能性失禁（NANDA-I：機能性尿失禁）　160
- 反射性失禁（NANDA-I：反射性尿失禁）　161
- 腹圧性失禁（NANDA-I：腹圧性尿失禁）　163
- 切迫性失禁（NANDA-I：切迫性尿失禁）　165

●活動-運動パターン
- 活動耐性低下　172
- 身体可動性障害　179
- 歩行障害　181
- 車椅子移動障害　183
- 床上移動障害　184
- 移乗能力障害　186
- 徘徊　188
- 不使用性シンドロームリスク状態　190
- 入浴セルフケア不足　193
- 更衣セルフケア不足　195
- 摂食セルフケア不足　197
- 排泄セルフケア不足　199
- 非効果的気道浄化　213
- 非効果的呼吸パターン　215

●睡眠-休息パターン
- 睡眠パターン混乱　232

●認知-知覚パターン
- 急性疼痛　240
- 慢性疼痛　242
- 片側無視　251
- 知識不足　252
- 急性混乱　258
- 慢性混乱　259
- 状況解釈障害性シンドローム　260
- 記憶障害　262

●自己知覚-自己概念パターン
- 不安　269
- 死の不安　275
- 無力　282
- 自己尊重状況的低下　286
- ボディイメージ混乱　289

●役割-関係パターン
- 悲嘆　296
- 言語的コミュニケーション障害　336

●セクシュアリティ-生殖パターン
- 性的機能障害　＊日本では医療として医師が治療している　344

●コーピング-ストレス耐性パターン
- 非効果的コーピング　351
- 自殺リスク状態　＊入院時はリスクマネージメントで適応　358
- 家族コーピング妥協化　360
- 心的外傷後シンドローム　368

●価値-信念パターン
- 霊的苦悩　376

PATTERN 01

健康知覚-健康管理パターン

Health-Perception-Health-Management Pattern

リスク傾斜健康行動 …………… 78	健康管理不足リスク状態G … 92
健康探求行動（NANDA-I 2009－2011版では削除）……………………… 79	ノンコンプライアンス ……… 93
非効果的健康維持 …………… 80	ノンコンプライアンスリスク状態G ………………………… 95
非効果的自己健康管理 ……… 82	感染リスク状態 ……………… 96
非効果的自己健康管理リスク状態G ……………………………… 84	身体損傷リスク状態（外傷） ………………………………… 97
自己健康管理促進準備状態 … 86	転倒リスク状態 ……………… 100
効果的治療計画管理（2009－2011版では削除）……………………… 87	周手術期体位性身体損傷リスク状態 ………………………………… 102
非効果的家族治療計画管理 … 88	中毒リスク状態 ……………… 103
非効果的地域社会治療計画管理 ……………………………… 89	窒息リスク状態 ……………… 104
	非効果的抵抗力 ……………… 105
健康管理不足G ……………… 90	エネルギーフィールド混乱 … 107

訳注：凡例
G：この診断ラベルは，ゴードンが看護職専門家1100人を対象に行った研究から，臨床上で極めて有用と判断し，独自に考案したものである

N：成人看護系分野で頻用される看護診断ラベルを厳選し，ゴードンの診断指標（「診断の手がかり」「支持手がかり」），危険／関連因子に対応するNANDA-Iの表記を示した．（NANDA-Iと表記の異なるものは対比させて併記した）（p.75参照）

訳注：中見出しについて
「定義」「診断指標」「診断の手がかり」「支持手がかり」「原因・関連因子」「危険因子」「リスクの高い人びと」などの中見出しについては，p.74の解説を参照

PATTERN 01 健康知覚-健康管理パターン

リスク傾斜健康行動*
Risk-prone Health Behavior

■ 定義

自分のライフスタイルまたは行動を健康状態の改善に合わせたやり方に変容する能力の障害

■ 診断指標

- ☐ ライフスタイルの変化を必要とする障害または健康状態の変化
- ☐ 健康問題の拡大を予防する行動をとれない[N(p.75参照)]
- ☐ 健康状態の変化に対して非受容的な態度を示す[N]
- ☐ 適正なコントロール感覚を達成できない[N]

■ 原因・関連因子

- ☐ 健康状態の変化を認めない
- ☐ 変化した信念や実践に向けてのソーシャルサポートがない
- ☐ たくさんのストレス因子(ストレッサー)
- ☐ 行動を変えるための動機づけの不足
- ☐ 強度の感情的な興奮状態
- ☐ 提案された健康行動に対する否定的な態度
- ☐ 楽観的状態の低下
- ☐ 行動を変化させようとする意志が不十分

*訳注:〈NANDA-I 看護診断 定義と分類 2009-2011〉から,診断ラベルが「適応障害」からこう変更された.また本書最新版からこのパターン領域へ変更された

健康探求行動*（特定する）

Health-Seeking Behaviors (Specify)

■ 定義

より高い健康レベルをめざして，自分の健康習慣，そして／または環境を変容させる方法の（安定した健康状態*にある人による）積極的な追求

■ 診断指標

●診断の手がかり

以下の1つまたはそれ以上の手がかり（特徴）がある

- □ より高いレベルのウエルネス（健康増進）を求めていることを表現する，または観察される
- □ 健康活動をさらによく調整したいと強く求めている，または観察される
- □ 現在の環境条件が健康状態に及ぼす影響について懸念している
- □ ウエルネスに関する地域資源について，不慣れであると訴える，または観察される
- □ 健康を増進させる行動に関する知識不足を表現する，または観察される

*原注：「安定した健康状態」とは，年齢に相応した疾患予防の基準に到達しており，患者がよい，あるいは非常によい健康状態であることを述べ，また疾患の徴候や症状が実際に現れている場合でも，よくコントロールされていることと定義される
*訳注：〈NANDA-I 看護診断　定義と分類 2009-2011〉では，この診断ラベルは削除されている

非効果的 **健康維持*** （特定する）
Ineffective Health Maintenance (Specify)

■ 定義

健康を維持するための援助を見いだし，管理し，そして／または探し出すことが不可能

■ 診断指標

●診断の手がかり　訳注：p.74参照

- □ 基本的な健康活動に関する知識不足がみられる

そして／または

- □ いくつかあるいはすべての機能的パターンの領域で，基本的な健康行動に対応して責任を取る能力がないと述べる，または観察される

●支持手がかり　訳注：p.74参照

- □ 健康探求行動の欠如の既往がある
- □ 健康行動を改善することに関心を示す
- □ 内的，外的変化に順応する行動の欠如がみられる（「リスク傾斜健康行動」参照）

■ 原因・関連因子　訳注：p.74参照

- □ 達成不可能な発達課題
- □ 総体的，部分的運動能力の欠如
- □ 非代償性知覚-認知障害（知覚と判断）
- □ コミュニケーション能力の変調，または欠如（筆記・口頭・身振り）
- □ 非効果的コーピング（個人・家族）
- □ 不能状態にする霊的苦悩

非効果的健康維持

- [ ] 悲嘆複雑化
- [ ] 物的資源（健康維持のための器材，財源または，他の資源）が不足していると報告がある．または，観察できる
- [ ] 個人のサポートシステムが欠如していると報告がある．または，観察できる

■ リスクの高い人びと 訳注：p.75参照

- [ ] 知的障害
- [ ] 認知障害（例：重度の頭部外傷，アルツハイマー病，認知症，その他の精神障害）
- [ ] 感覚-運動障害〔例：片側麻痺，対麻痺（下肢の両側麻痺）〕

＊原注：定義は，特定の管理が不能としている．他の診断は，管理能力があると仮定する（「ノンコンプライアンス」「健康管理不足」「非効果的自己健康管理」参照）

健康知覚-健康管理パターン

非効果的 **自己健康管理**＊＊（領域を特定する）
Ineffective Self Health Management (Specify Area)

■ 定義

個別の健康目標を達成するには不十分な，病気およびその病気の後遺症に対する対処のための治療計画を毎日の生活のなかに組み込み調整するパターン（服薬，活動，他の治療法，または健康の増進／疾患の予防について特定する）

■ 診断指標

●診断の手がかり
- □ 特定の健康目標が達成されていないと述べる，または観察される（目標を特定する）

上記以外に次のうちの1つの手がかりがある：
- □ 治療計画を毎日の生活に組み込むことができない[N(p.75参照)]と表明する
- □ 疾患の治療および後遺症の進行の，危険因子を減少させる行動をとることができない[N]と表明する

●支持手がかり
- □ 治療または，予防プログラムなど，健康目標を達成するには効果的でない選択を毎日の生活の中で行う[N]（特定する）
- □ 疾病の症状が（予想されたとおりに，予想外に）進行している
- □ 疾患，または疾患の影響，あるいは合併症予防のために処方された一つ，またはそれ以上の方法を調整／統合することがむずかしいと訴える
- □ 疾患の治療，あるいは疾患の後遺症の予防を管理したいと言葉に出す[N疾患を管理したいと言葉に出す]

■ 原因・関連因子

- ☐ 治療計画管理の複雑さ
- ☐ 重大性を低く受け取っている
- ☐ 低い感受性を認知している
- ☐ 何か困難を認知している（特定する）
- ☐ 費用に対して治療効果が見合わないと認知している
- ☐ 不信感（特定する：例；治療計画管理，またはヘルスケア職員に対しての）
- ☐ 意思決定における葛藤（特定する）
- ☐ 経済的問題
- ☐ 過度の要請（個人・家族への）
- ☐ 家族の葛藤
- ☐ 家族のヘルスケアパターン（特定する）
- ☐ 不十分な手がかりのために行動ができない（数・タイプ）
- ☐ 知識不足（特定する）
- ☐ ソーシャルサポートの不足
- ☐ ヘルスケアシステムの複雑さ

■ リスクの高い人びと

- ☐ 新しい治療計画
- ☐ 知的障害
- ☐ 認知障害（例：重度の頭部外傷，アルツハイマー病，認知症，その他の精神障害）
- ☐ 感覚-運動障害（例：片側麻痺，下肢の両側麻痺）

* 参照：「ノンコンプライアンス」「健康管理不足」「非効果的健康維持」
* 訳注：〈NANDA-I 看護診断　定義と分類 2009-2011〉から，以前の「非効果的治療計画管理 Ineffective Therapeutic Regimen Management」がこの診断ラベル名に変更されている

非効果的 **自己健康管理** * リスク状態 G*（領域を特定する）

Risk for Ineffective Self Health Management (Specify Area)

■ 定義

治療または予防プログラムを，日常生活のなかに調整し／組み込むことが困難となる危険因子が存在すること

■ 危険因子

- ☐ 感受性，重大性を低く認知している
- ☐ 障害や困難を認知している（特定する：例：価値観，文化，または霊的葛藤）
- ☐ 費用に対して，治療効果が見合わないと認知している
- ☐ 不信感（特定する：例：治療計画管理，またはヘルスケア職員に対しての）
- ☐ 無力
- ☐ 治療計画の複雑さ
- ☐ 意思決定における葛藤（特定する）
- ☐ 経済的問題
- ☐ 過度の要請（個人・家族への）
- ☐ 家族の葛藤
- ☐ 家族のヘルスケアパターン（特定する）
- ☐ 不十分な手がかりのために行動ができない（数・タイプ）
- ☐ 知識不足（特定する）
- ☐ ソーシャルサポートの不足
- ☐ ヘルスケアシステムの複雑さ
- ☐ 重度のうつ状態
- ☐ 現実見当識障害　訳注：名前，時間，場所，人物などを識別し，照合，吟味する自我機能の障害
- ☐ 非代償性視覚喪失または聴覚喪失
- ☐ 非代償性記憶欠損
- ☐ 可動性／協調性障害
- ☐ 活動耐性低下
- ☐ 価値観の葛藤／優先順位の決定
- ☐ 疾病の否認

＊参照：「ノンコンプライアンス」「健康管理不足」「非効果的健康維持」
＊訳注：〈NANDA-I 看護診断　定義と分類 2009-2011〉から，以前の「非効果的治療計画管理」が「非効果的自己健康管理」に変更されている

自己健康管理* 促進準備状態
Readiness for Enhanced Self Health Management

■ 定義

健康関連目標を達成するためには十分であり，かつさらに強化する力を持っている，病気およびその病気の後遺症に対する対処のための治療計画を毎日の生活に組み込んで調整するパターン

■ 診断指標

- □ 疾患の治療やその後遺症の予防を管理したいと強く望んでいると表明する
- □ 日常生活において，治療や予防プログラムを，目的達成のために適切に選択できる
- □ 疾患の治療やその合併症の予防のために，用意された一つ以上の治療法を調整／統合することがむずかしくないと表明する
- □ 疾患と後遺症の進行の危険因子を減らしたいと述べる
- □ 病状は予想範囲内にある

*訳注：〈NANDA-I 看護診断 定義と分類 2009-2011〉から，以前の「治療計画管理」が「自己健康管理」に変更されているため，それに従った

効果的 治療計画管理＊（領域を特定する）
Effective Therapeutic Regimen Management (Specify Area)

■ 定義

個別の健康目標を達成するのに不十分な，病気や病気の後遺症に対する治療プログラムを毎日の生活のなかに組み込み調整するパターン

■ 診断指標

- □ 治療，または予防プログラムの目標に合った日常生活を適切に選択できる
- □ 病状は正常な予想範囲内にある
- □ 疾患の治療やその後遺症予防を管理したいと強く望んでいる
- □ 疾患や後遺症の進行の危険因子を減らしたいと述べている

＊訳注：〈NANDA-I 看護診断　定義と分類 2009-2011〉では，この診断ラベルは削除されている

非効果的 **家族治療計画管理** *（領域を特定する）

Ineffective Family Therapeutic Regimen Management (Specify Area)

■ 定義

特定の健康目標を達成させるには不十分な，病気や病気の後遺症に対する治療プログラムを家族機能のなかに組み込み調整するパターン

■ 診断指標

- □ 治療，または予防プログラムの目標達成には不適当な家族活動
- □ 家族の病状が進行している
- □ 疾患とその後遺症に対する注意の不足
- □ 疾患の治療，後遺症の予防を管理したいと強く望んでいる
- □ 一つもしくはそれ以上の合併症の影響を調整し／組み込んだり，予防することがむずかしいと訴える
- □ 家族が，疾患やその後遺症の進行の危険因子を減らすための行動をしないと述べる

■ 原因・関連因子

- □ ヘルスケアシステムの複雑さ
- □ 意思決定における葛藤
- □ 個人，または家族に対する過度の要請
- □ 治療計画管理の複雑さ
- □ 経済的問題
- □ 家族の葛藤

＊参照：「ノンコンプライアンス」「健康管理不足」「非効果的健康維持」

非効果的地域社会 治療計画管理**（領域を特定する）

Ineffective Community Therapeutic Regimen Management (Specify Area)

■ 定義

健康に関する目標を達成するには不十分な，病気や病気の後遺症に対する治療プログラムを地域社会機能のなかに組み込み調整するパターン

■ 診断指標

- □ 集団の疾患のケアに対する責任者と治療プログラムの不足（第一次・第二次，第三次予防）
- □ 集団を擁護する人材の不足
- □ 地域住民の数とタイプに対して予想された規準を上回る病状 illness symptom
- □ 病気への罹患率に対してヘルスケア資源の数が不足しているか，利用できない
- □ 予想外の疾患の進行

＊参照：「健康管理不足」「非効果的健康維持」
＊訳注：〈NANDA-I 看護診断　定義と分類 2009-2011〉では，この診断ラベルは削除されている

健康管理不足 ^G（領域を特定する）

Health-Management Deficit (Specify Area)

■ 定義

健康増進，そして／または疾患や障害の予防／進行に関連した行動を管理できないこと（薬物または治療計画，食事制限の処方，症状の観察と報告，病状の経過観察，健康増進，疾患予防を特定する）

■ 診断指標

●診断の手がかり

以下の1つまたはそれ以上の手がかり（特徴）がある
- ☐ 治療計画を管理することができないと述べる，または観察される
- ☐ 年齢および発育段階に特有の精神的，または身体的健康増進活動を管理できないと述べる，または観察される
- ☐ 疾患や障害の予防のための行動が不十分なため，個人または家族に危険をもたらすと述べる，または観察される

■ 原因・関連因子

- ☐ 知識不足（領域を特定する）
- ☐ 優先順位の設定（価値）
- ☐ 親の養育の優先順位
- ☐ 重度のうつ状態
- ☐ 現実見当識障害
- ☐ 非代償性記憶欠損
- ☐ 可動性障害（レベルⅡ，またはレベルⅣ）
- ☐ 非代償性協調運動障害
- ☐ 非代償性知覚障害，または認知障害
- ☐ 活動耐性低下（レベルⅢ，またはレベルⅣ）

■ リスクの高い人びと

- ☐ 新しいそして／または複雑な治療計画管理

- ☐ 知的障害
- ☐ 認知障害（例：重度の頭部外傷，アルツハイマー病，認知症，他の精神的障害）
- ☐ 感覚-運動障害（例：片側麻痺，下肢の両側麻痺）

健康管理不足 リスク状態（領域を特定する）^G
Risk for Health-Management Deficit (Specify Area)

■ 定義

健康増進，そして／または疾患や障害の予防に関連した行動を管理できない危険因子が存在すること（服薬または治療計画，食事制限の処方，症状の観察と報告，病状の経過観察，健康増進，疾患予防を特定する）

■ 危険因子

- [ ] 疾患の治療を継続するために必要とされる優先順位の設定，知識，理解，そして／または運動能力が実際の能力以上か，潜在的能力を上回っている
- [ ] 特定の健康増進行動や疾患予防行動に必要な優先順位の設定，知識，理解，そして／または運動能力が実際の能力以上か，潜在的能力を上回っている
- [ ] 活動耐性低下(レベルⅣ)
- [ ] 非代償性知覚障害，または認知障害
- [ ] 非代償性協調運動障害
- [ ] 可動性障害（レベルⅡからレベルⅣ）
- [ ] 非代償性短期記憶欠落
- [ ] 非代償性視覚喪失，または聴力喪失
- [ ] 現実見当識障害
- [ ] 重度のうつ状態

ノンコンプライアンス* (領域を特定する)
Noncompliance (Specify Area)

定義

治療目的達成のために，決定事項や明示された指示にそって，治療上の勧告が厳守されないこと（服薬または治療計画，食事制限の処方，症状の観察と報告，病状の経過観察，健康促進行動を特定する）

診断指標

●診断の手がかり
以下の1つまたはそれ以上の手がかり（特徴）がある
- ☐ 治療上の決定事項や指示が厳守されていないことが直接観察できる，または患者や他の重要な人々が，治療上の決定事項，勧告を厳守していないと述べる
- ☐ 客観的検査において，治療上の決定事項，指示が厳守されていないことが明らかである（身体的測定，マーカーの検出）

●支持手がかり
- ☐ 合併症が進行している証拠
- ☐ 症状が悪化している証拠
- ☐ 受診予約を守らない
- ☐ 進展が見られない（問題解決の）

原因・関連因子

- ☐ 価値観，健康信念，文化的，または霊的葛藤
- ☐ 知識または技術不足（発達上の能力）
- ☐ 治療が無効だと認知している
- ☐ り患，受傷していないと思っている
- ☐ 疾患の否認
- ☐ 家族パターンの崩壊
- ☐ 低い動機づけ

PATTERN 01 健康知覚-健康管理パターン

- [ ] ケア提供者を信頼でき，ケアが継続的に提供される，ケアが便利で利用しやすい，患者がケア提供者との関係に満足している

■ リスクの高い人びと

- [ ] 新しいそして／または複雑な治療計画管理（期間，費用，複雑さ）

＊訳注：この診断ラベルの定義は，〈NANDA-I 看護診断　定義と分類 2007-2008〉から以下のような詳細なものに変更されている
"患者（そして／または家族，そして／または地域社会）とヘルスケア専門職との間で同意された健康増進計画や治療計画に一致できない患者，そして／または介護者の行動，健康増進計画や治療計画への同意が存在する場合，患者または介護者の行動は完全に沿わなかったり，または部分的に沿わなかったりで，その結果，臨床的に非効果的，あるいは部分的に非効果的になる"

ノンコンプライアンス リスク状態（領域を特定する）^G
Risk for Noncompliance (Specify Area)

■ 定義

治療目的達成のために，決定事項や明示された指示にそって，治療上の勧告が厳守されない危険因子が存在すること

■ 危険因子

- □ 疾患の否認
- □ 勧められた治療が無効だと認知している
- □ 問題の重要性，または危険因子が少ないと思っている
- □ 感受性の欠如を認知している
- □ 不十分な知識または技術（治療上の勧告）
- □ 治療上の勧告を日常生活のなかに組み込む計画が欠如している
- □ 新しいそして／または複雑な治療計画管理
- □ サポートシステムの不足（支えとなる他者）
- □ 治療計画管理においてのノンコンプライアンスの既往がある

感染リスク状態* (タイプと領域を特定する)
Risk for Infection (Specify Type and Area)

■ 定義

病原微生物によって侵される危険が増加している状態（呼吸，尿路，皮膚などについて特定する）

■ 危険因子

- [ ] 組織の破綻〔手術創，外傷を受けた組織，観血的処置（侵襲的処置）N(p.75参照)，咬創，やけど〕
- [ ] 皮膚の破綻（例：褥瘡）N不適切な第1次防御機構
- [ ] 体液，または分泌液のうっ滞（例：膀胱，肺，瘻孔）N不適切な第1次防御機構
- [ ] 免疫抑制N（例：化学療法，ステロイド，ストレス，疾患）
- [ ] 不十分な後天性免疫N
- [ ] 病原因子に対する環境的曝露の増大（タイプを特定する）N
- [ ] 不十分な第2次防御機構N；白血病（例：放射線照射，化学療法）
- [ ] ヘモグロビンと酸素運搬の減少，抑制された炎症反応
- [ ] 虚弱による慢性疾患N
- [ ] 栄養不良N；高血糖症
- [ ] 正常細菌叢の変化（抗生物質，抗ウイルス薬，抗真菌薬）N薬物
- [ ] 繊毛運動の減少
- [ ] 病原体への暴露を回避するための不十分な知識
- [ ] 温かい，湿った，暗い身体部位（例：皮膚のひだ）
- [ ] 羊膜の破裂N
- [ ] 蠕動運動の変化
- [ ] 分泌液のpHの変化
- [ ] ストレス要因の存在
- [ ] 放射線療法

*訳注：この診断ラベルの対象となるのは，多くは在宅患者である．わが国では入院中の患者は，各病院の「院内感染防止対策」ガイドラインにそって看護実践される

身体損傷リスク状態（外傷）*

Risk for Injury (Trauma)

■ 定義

身体に損傷を負う危険因子が存在すること

■ 危険因子

● 認識因子
- ☐ 過剰なアルコール摂取のパターン
- ☐ 判断力の障害（疾患，薬物，現実見当識障害，リスクを冒す行動）
- ☐ 感覚-知覚の喪失または衰退（温度覚，触覚，位置感覚，視覚，聴覚）
- ☐ 見当識障害
- ☐ 不慣れな配置
- ☐ 呼び出し信号を使用できない：援助を要請するには不適当な機器

● 身体可動性因子
- ☐ 可動性障害（特定する；例：筋衰弱，麻痺，平衡困難，協調運動）
- ☐ めまい，眩暈，失神について述べる

● 安全性因子
- ☐ ベッド内や酸素の近くでの喫煙
- ☐ 安全への注意，安全教育の欠如
- ☐ 過去に事故や外傷による損傷の既往がある（転倒，自動車事故）
- ☐ 点灯していない部屋に入ること
- ☐ ひび割れた皿類，ガラス容器の使用
- ☐ 薄い，すり切れた鍋つかみやミトンの使用
- ☐ 機械的に安全でない車両を運転する；アルコール飲料や薬物を飲んだ後に運転する
- ☐ 速度超過，または必要な視力矯正具なしで運転をする
- ☐ 二輪運転者，歩行者がシートベルトやヘルメットを使用しない，誤用する

- ☐ 太陽光，または太陽灯への過度なさらし過ぎ

● 〈小児の管理〉
- ☐ 高温の湯での入浴；保護者なしでの幼児の入浴
- ☐ 化学薬品，またはガソリンを使用して実験すること；酸またはアルカリとの接触
- ☐ 車道付近で遊びや仕事をする（自動車道，道路，線路）
- ☐ マッチ，ロウソク，タバコ，花火，火薬，鋭利な玩具で小児が遊ぶこと
- ☐ 小児を自動車の前部座席に乗せること；乳児を安全器具なしで乗せること
- ☐ 小児が安全柵のない階段の上で遊ぶこと
- ☐ 非常に引火性の高い子供の玩具，または衣類

● 〈環境〉
- ☐ 目のあらいシーツの上で滑ることと，ベッド安全柵内でもみ合う
- ☐ 高い位置にあるベッド
- ☐ 滑りやすい，散らかっている，障害物のある床，階段，歩道（過度のワックスを塗られた，雪の，凍結した）
- ☐ 固定されていない敷物，不安定な手すりがついた，または手すりのない階段；不安定な梯子や椅子
- ☐ 握り棒，またはスリップ防止の器具がない浴槽
- ☐ 固定されていない電気コード
- ☐ むき出したままで保管されている刃物類
- ☐ 施錠しないで保管されている銃や弾薬
- ☐ 屋根からたれ下がった大きな氷柱
- ☐ 過負荷の状態のヒューズボックス，またはコンセント；欠陥のある電気プラグ，すり切れた電線；欠陥のある電気器具
- ☐ レンジ正面に向けられたポットの取っ手
- ☐ ガス漏れで引火する可能性；ガスバーナー，またはオーブンの点火が遅い；レンジ上にたまった油汚れ
- ☐ 犯罪が多発する近隣，危険な道路または横断道路の状態
- ☐ 危険な機械，急速に稼動している機械，ベルトコンベア，滑車との接触
- ☐ 不適切に保管された可燃性または腐食性のある物質（マッチ，油のしみた布，灰汁）

- [ ] 窓の安全対策が十分でない，子供のいる家
- [ ] 安全設備を購入したり，修復するための財源不足

＊訳注：この診断ラベルは，〈NANDA-I 看護診断 定義と分類 2007-2008〉から「身体外傷リスク状態」〔定義：不慮の組織損傷の危険が増大した状態（例：切傷，熱傷，骨折）〕と「身体損傷リスク状態」（定義：患者の適応や防御のための資源と環境条件との相互作用の結果としての損傷の危険がある状態）とに分けられた．わが国の入院中の患者の場合は，「リスクマネージメント」のガイドラインにそって看護実践される

転倒リスク状態*

Risk for Falls

■ 定義

身体に危害を加える転倒をおこしやすくなること

■ 危険因子

●一般因子：子供
- □ 2歳未満
- □ 男児のときは1歳未満
- □ 安全器具の不足
- □ 階段の安全柵，窓の防護柵の不足
- □ 窓の近くにあるベッド
- □ 就寝している乳児に保護者が伴わない，テーブルまたはソファーの移動
- □ 保護者（親）の監督不足

●一般因子：成人
- □ 転倒の既往[N](p.75参照)
- □ 車椅子の使用[N]
- □ 年齢が65歳またはそれ以上[N]
- □ 女性（老齢者の場合）
- □ 独居[N]
- □ 下肢の装具[N]（義足），補助具の使用[N]（例：歩行器，杖）

●生理的因子
- □ 急性疾患の存在[N]
- □ 術後の状態[N]
- □ 視力障害[N]，聴力障害[N]
- □ 関節炎[N]
- □ 起立性低血圧[N]
- □ 不眠[N]
- □ 首を回す，伸ばす時にめまいがする
- □ 貧血[N]，血管性疾患
- □ 食後血糖の変化[N]
- □ 下痢[N]
- □ 下肢筋力の低下[N]
- □ 下肢の異常（例：神経障害）
- □ 身体の可動性障害[N]と平衡機能の障害[N]

- ☐ 歩行困難[N]　　　☐ 固有受容感覚の不足（例：半側無視）

● **認識因子**
- ☐ 精神状態の悪化[N]（例：混乱，せん妄，現実見当識障害）

● **化学的因子**
- ☐ 降圧薬[N]，利尿薬（ACE阻害薬）
- ☐ 三環系抗うつ薬，抗不安薬，睡眠薬[N]，精神安定薬[N]
- ☐ アルコール飲用[N]　　☐ 麻酔薬

● **環境因子**
- ☐ 拘束器具がない　　☐ 気候状態（例：凍結した床，濡れた床）
- ☐ 捨てられた／散乱した敷物　　☐ 取り散らかった環境[N]
- ☐ 慣れていない，照明の薄暗い部屋[N]
- ☐ スリップ防止材のない風呂場やシャワールーム

＊訳注：この診断ラベルは，わが国の急性期医療においては，多くは「リスクマネージメント」のガイドラインにそって看護実践される．ただし回復期リハビリテーション病棟や通所リハビリテーションなど老人介護保険適応施設においては，看護診断として，転倒リスクを改善するための看護計画（治療的計画）を立案することが可能となる

周手術期体位性 **身体損傷** リスク状態
Risk for Perioperative-Positioning Injury

■ 定義*

周手術期に起因する環境条件の結果として損傷の危険因子が存在すること

■ 危険因子

- ☐ 麻酔に起因する感覚／知覚障害
- ☐ 身体の固定
- ☐ 肥満
- ☐ 浮腫
- ☐ 見当識障害
- ☐ 筋虚弱
- ☐ るいそう

＊訳注：〈NANDA-I 看護診断 2009-2011〉の定義では"観血的（侵襲的）／外科的な手技のあいだに用いられる姿勢または器具のために，不本意な解剖学的および身体的な変化をきたす危惧がある状態"となっている

＊訳注2："Perioperative 周手術期（AORN：世界手術室看護師会議による）"は，術前期，術中期，術後期を表すので，危険因子も，この各期すべてに共通するものであるとは判断しがたい．例えば，"麻酔に起因する感覚／知覚障害"は，脊髄麻酔や四肢の一部を対象とする伝達麻酔などでは，術中期にも適応するが，全身麻酔下では適応されない．また術後期では"身体の固定"は，必ずしも適応されない

中毒 リスク状態

Risk for Poisoning

■ 定義

中毒を起こすのに十分な量の薬物や危険物の，事故による被爆，あるいは摂取の目立った危険がある状態

■ 危険因子

●環境因子
- ☐ 幼児がいる場所でのはげ落ちる塗料，または漆喰（しっくい）
- ☐ 子どもや混乱した人の手の届く場所に置かれた危険物
- ☐ 子どもや混乱した人の手の届く場所に置かれた，あるいは保管された薬剤
- ☐ 家のなかでの薬物の大量保存
- ☐ 有毒添加物が混入された違法な薬物の入手が可能
- ☐ 食物，水の化学的汚染
- ☐ 重金属，または化学物質との無防備な接触
- ☐ ペンキ，ラッカーなどの塗料を，十分な換気ができない場所または効果的防御のできない場所で使用すること
- ☐ 毒性植物がある
- ☐ 大気汚染がある

●個人的因子
- ☐ 視力が弱っている
- ☐ 認知障害，または情緒不安定
- ☐ 十分な安全装置の備わっていない職場
- ☐ 安全教育，薬物教育の不足
- ☐ 財源不足

窒息 リスク状態
Risk for Suffocation

■ 定義*

吸入のための空気が偶発的に遮断される危険因子があること

■ 危険因子

●個人的因子
- [ ] 嗅覚の減衰
- [ ] 認知障害，または情緒不安定
- [ ] 可動性障害（ベッド上の可動性，または歩行運動）
- [ ] 知識不足（安全教育）
- [ ] 食物を口いっぱいにほおばる

●安全性因子
- [ ] 閉め切った車庫内で車の暖気を行う
- [ ] 乳児用ベッドに置かれた枕
- [ ] 乳児用ベッドにつるされた哺乳びん
- [ ] 乳児の頸部の周囲につるされたおしゃぶり
- [ ] 子供がビニール袋の中で遊ぶ，小さい物を口や鼻の中に入れる
- [ ] 廃棄，または使用していない冷蔵庫，またはドアが外された冷凍庫
- [ ] 浴槽，プールで一人残された子供
- [ ] 家庭用ガスの漏れ
- [ ] 外部との換気がない石油ストーブの使用

＊訳注：〈NANDA-I 看護診断 2009-2011〉の定義では"不慮の窒息の危険の増大（十分に吸入する空気が得られない状態）"となっている．またこの看護診断ラベルは，在宅看護においてのみ適応される

非効果的 **抵抗力**（特定する）

Ineffective Protection (Specify)

■ 定義

疾患または身体損傷のような内的脅威，あるいは外的脅威から自己を守る能力の低下

■ 診断指標

●診断の手がかり
以下の1つまたはそれ以上の手がかり（特徴）がある
- □ 免疫の不足
- □ 治癒力の障害
- □ 凝固性の変調
- □ 非適合性ストレス反応
- □ 感覚神経の変調；見当識障害

●支持手がかり
- □ 悪寒，発汗
- □ 呼吸困難，咳
- □ 瘙痒
- □ 情動不安
- □ 不眠，疲労倦怠，食欲不振，虚弱
- □ 非活動性
- □ 圧迫潰瘍（褥瘡）

■ 原因・関連因子
- □ アルコール乱用
- □ 不適当な栄養摂取

■ リスクの高い人びと
- □ 異常な血液像（白血球減少症，血小板減少症，貧血症，凝固）
- □ 薬物療法（抗悪性腫瘍薬，副腎皮質ホルモン，免疫，血液凝固阻止薬，血栓溶解薬）

- [ ] 治療（手術，放射線照射，癌，免疫不全）

エネルギーフィールド 混乱
Disturbed Energy Field

■ 定義

身体，心，そして／または魂の不調和を生じる，人の実存をとりまくエネルギーの流れの破綻

■ 診断指標

以下のようなエネルギーの流れのパターンの変調の知覚：
- ☐ 運動（波動，スパイク，うずき，高い濃度，流れ）
- ☐ 音（音色，言葉）
- ☐ 体温の変化（温感，冷感）
- ☐ 場の混乱（エネルギーフィールドの欠如，空き／裂け目／スパイク／膨張，閉塞，うっ滞，流れの減少）
- ☐ 視覚の変化（イメージ／色調）

■ 原因・関連因子

以下の1つまたはそれ以上に引き続いて起こるエネルギーの流れの緩慢化または阻止

●病態生理的因子
- ☐ 疾患
- ☐ 妊娠
- ☐ 外傷

●治療関連因子
- ☐ 体動不能
- ☐ 分娩，出産
- ☐ 周手術期の体験
- ☐ 化学療法

●状況因子
- ☐ 疼痛
- ☐ 恐れ
- ☐ 不安
- ☐ 悲嘆

●成熟因子
- [ ] 年齢に相応の発達上の危機

PATTERN 02

栄養−代謝パターン

Nutritional-Metabolic Pattern

成人成長障害G ················ 110	歯生障害················ 129
栄養摂取消費バランス異常：必要量以上または肥満············ 112	体液量平衡異常リスク状態··· 130
栄養摂取消費バランス異常リスク状態：必要量以上または肥満 ················ 114	体液量過剰················ 131
	体液量不足················ 132
	体液量不足リスク状態········ 133
栄養摂取消費バランス異常：必要量以下または栄養不足 ······ 115	体液量平衡促進準備状態····· 134
栄養摂取消費バランス促進準備状態G ················ 117	皮膚統合性障害············ 135
	皮膚統合性障害リスク状態または皮膚損傷リスク状態········ 136
母乳栄養中断 ·············· 118	組織統合性障害············ 138
非効果的母乳栄養 ············ 119	褥瘡（圧迫潰瘍）·········· 139
効果的母乳栄養 ············ 121	ラテックスアレルギー反応··· 141
非効果的乳児哺乳パターン··· 122	ラテックスアレルギー反応リスク状態················ 143
嚥下障害（非代償性）······ 123	非効果的体温調節機能······ 144
悪心 ························ 125	高体温 ················ 145
誤嚥リスク状態·············· 126	低体温 ················ 146
口腔粘膜障害················ 127	体温平衡異常リスク状態······ 147

＊訳注：凡例
G：この診断ラベルは，ゴードンが看護職専門家1100人を対象に行った研究から，臨床上で極めて有用と判断し，独自に考案したものである

N：成人看護系分野で頻用される看護診断ラベルを厳選し，ゴードンの診断指標（「診断の手がかり」「支持手がかり」），危険／関連因子に対応するNANDA-Iの表記を示した．（NANDA-Iと表記の異なるものは対比させて併記した）（p.75 参照）

＊＊訳注：中見出しについて
「定義」「診断指標」「診断の手がかり」「支持手がかり」「原因・関連因子」「危険因子」「リスクの高い人びと」などの中見出しについては，p.74の解説を参照

PATTERN 02　栄養-代謝パターン

成人成長障害*G
Adult Failure to Thrive

■ 定義

身体的また認知的な進行性の機能低下（多系統の疾患にり患し，医学的な治療には反応しないが，早期に診断されれば，心理社会的な看護介入に反応することが期待できる状態）

■ 診断指標

- ☐ 食欲不振（食欲減退）；食事を提供されても食べようとしない，「食欲がない」「空腹でない」または「食べたくない」と述べる
- ☐ 不十分な栄養摂取量，体に必要な栄養摂取量よりも少ない摂取，ほとんどの食事で最小限しか摂取しない（例えば，通常の1回のあるいは毎回の食事で，正常栄養摂取量の75％以下しか摂取しない）
- ☐ 体重減少（基準体重から減少した体重，1か月5％の意図しない体重減少，6か月で10％の意図しない体重減少）
- ☐ 身体的な衰退（身体機能の低下，疲労の徴候，脱水，腸と膀胱の失調；頻繁な慢性病状の再燃，例えばうっ血性心不全，肺炎，尿路感染症）
- ☐ 認知的な衰退（精神的情報対処機能の低下，環境刺激に適切に反応する際に問題となる，推理，意思決定，判断，記憶，集中力，知覚の減退）
- ☐ 社会的技能の低下／社会的引きこもり（協同的，もしくは相互依存的な関係を作ったり参加しようと試みることが顕著に減少している，例：スタッフ，家族，友人との言語的コミュニケーションの減少；日常生活活動やかつては楽しんだ活動への参加の減少）
- ☐ セルフケア不足（例：これまでのように身体の清潔や容姿に気を配らないまたは委ねない；単純なセルフケア作業さえ遂行することが困難；家庭環境における責任そして／または経済的な責任を怠る；

日常生活と環境における通常の活動において，観察できうる感情や情動の不足を伴う無関心)
- [ ] 抑うつ（気分の状態の変調）：「落胆している」感情を表明する

そして／または以下の1つまたはそれ以上について表明する
- [ ] 悲哀の感情，精神や気分の低下
- [ ] 興味喪失（例：食べ物，異性，仕事，友人，家族，趣味または娯楽）
- [ ] 無関心，無気力，倦怠感
- [ ] 日常生活活動を遂行する動機づけの低下
- [ ] 低下現象（例：ベッドの中で顔を壁に向けたままで長い時間を過ごす），死にたい欲求を言葉に表す
- [ ] 無力

■ リスクの高い人びと

- [ ] 主に成人／高齢者に認められる
(1) 医療行為にもはや反応しない多系統の疾患にかかっている
(2) 続いて起こる問題に対処している
(3) 自分でケアを管理する能力の著しい減衰

＊原注：この診断はシンドロームの基準となるものを満たしている

栄養 摂取消費バランス異常：必要量以上または肥満

Imbalanced Nutrition: More Than Body Requirements *or exogenous obesity*

定義

代謝上の必要量を上回る栄養摂取

診断指標

●診断の手がかり
- [ ] 上腕三頭筋の皮脂厚が男性 15 mm 以上，女性 25 mm 以上
- [ ] 体格指数（BMI）30 以上（肥満）；25 以上（過体重）
- [ ] 身長，骨格からみた理想体重より 20％以上の過剰（肥満）；身長，骨格からみた理想体重が 10％から 20％の過剰（過体重）
- [ ] RDA（摂取勧告量＝一人当たり必要量）より過剰な摂取量の報告（1 日の許容量）

●支持手がかり
- [ ] 蒼白な結膜と粘膜

原因・関連因子

- [ ] 食物摂取量－エネルギー消費量の不均衡
- [ ] 異常な食物摂取パターン（既に報告があるまたは観察される）
  - ◇ 活動するたびに食物を摂取する
  - ◇ 1 日の終わりに食物摂取を集中させる
  - ◇ 外的条件に対する反応として食物摂取する（1 日のある決まった時刻，ある社会的状況）
  - ◇ 空腹以外の内的条件に対する反応として食物摂取する（不安，抑うつ）
- [ ] 坐位中心の活動レベル（カロリー摂取に関連して）

- ☐ 知識不足（栄養必要量）

■ リスクの高い人びと

- ☐ 小児期に肥満症／過体重の既往歴
- ☐ 情緒障害，生活上のストレス
- ☐ 強いられた坐位中心の生活様式（例：車椅子生活）

栄養 摂取消費バランス異常リスク状態：必要量以上または*肥満*

Risk for Imbalanced Nutrition: More Than Body Requirements *or Risk for Obesity*

■ 定義

代謝上の必要量を上回る栄養摂取の危険がある状態

■ 危険因子

- □ 不健康な摂食パターン
    - ◇ 活動をする度に食物摂取を伴う
    - ◇ 1日の終わりに食物摂取を集中させる
    - ◇ 外的条件に対する反応として食物摂取する（1日のある決まった時刻，ある社会的状況）
- □ 内的条件に対する反応として食物摂取する（不安，抑うつ）
- □ 坐位中心の活動レベル
- □ 両親または一方の親が肥満との報告がある，または観察される；遺伝的素因
- □ 乳児期または小児期に成長パーセンタイルを急速に超えた
- □ 妊娠後期，乳児期，青年期の間にエネルギー消費量をかなり超えて食物摂取した
- □ 食物に対する異常な心理的条件反射（報酬または慰安の手段としての食物摂取）
- □ 頻繁で間隔を置かない妊娠；妊娠開始初期の体重が標準値よりも高い
- □ 低所得（安価で高カロリーの食物を選択する）

栄養摂取消費バランス異常：必要量以下または栄養不足（タイプを特定する）

Imbalanced Nutrition: Less Than Body requirements or Nutritional Deficit (Specify Type)

■ 定義

代謝上必要とする量を満たすには不十分な栄養摂取

■ 診断指標

● 診断の手がかり

- ☐ 体格指数（BMI）18 またはそれ以下
- ☐ 体重減少（適切な食物摂取の有無にかかわらず）；理想体重より20％以上少ない体重[N](p.75 参照)
- ☐ 1日推奨食物摂取量より少ない不十分な食物摂取の訴え[N]がある，または観察される

● 支持手がかり

- ☐ 疲労
- ☐ 毛細血管の脆弱性[N]
- ☐ 蒼白な粘膜[N]と結膜
- ☐ 多すぎる脱毛[N]，筋緊張の低下
- ☐ 腸音の亢進[N]，腹部の痙攣，腹痛[N]
- ☐ 下痢[N]そして／または脂肪便[N]

■ 原因・関連因子

- ☐ 頬側粘膜（口腔）の不快感または疼痛
- ☐ 咀嚼による疼痛（虫歯）
- ☐ 味覚の変調または喪失
- ☐ 食物を準備できないか，または入手できない
- ☐ 下痢，脂肪便
- ☐ 知識不足（1日の必要摂取量）
- ☐ 収入的限界
- ☐ 社会的孤立
- ☐ 食欲不振，食物恐怖，早期の満腹感
- ☐ 薬物依存
- ☐ 情緒的ストレス

- ☐ 偏食，ダイエット習慣
- ☐ 筋力低下（咀嚼，嚥下）

■ リスクの高い人びと

- ☐ 代謝または分解が高い状態
- ☐ 吸収障害
- ☐ 低所得

栄養摂取消費バランス促進準備状態

Readiness for Enhanced Nutrition

■ 定義

代謝上必要とする量を満たすのに十分な栄養摂取のパターン

■ 診断指標

- ☐ 食物摂取を促進させることを強く望んでいる／そうする意志がある
- ☐ 定期的な食物摂取 ☐ 適切な食物と水分の補給
- ☐ 健康食品と水分の選択の知識について述べる
- ☐ 摂取量のタイプによって適切にその基準を守る（例：食物摂取ピラミッド，糖尿病協会ガイドライン）
- ☐ 食物，水分を問題なく準備したり貯蔵できる
- ☐ 飲食に対する姿勢が健康目標と一致している

母乳栄養 中断

Interrupted Breastfeeding

■ 定義

母乳を与えるために乳児を乳房にあてがうことが不可能なため，または望ましくないために起こる，母乳栄養を実施する過程の中断

■ 診断指標

●診断の手がかり
- [ ] 部分的または全面的に，乳児が母乳で栄養を摂取していない
- [ ] 母親が乳児の栄養必要量を満たすために母乳を分泌し授乳を提供したい（またはいずれは提供したい）という望みを妨げる因子がある（特定する）

■ 原因・関連因子
- [ ] 知識不足（母乳の搾乳と保管）
- [ ] 母子分離（例：母親の仕事）
- [ ] 授乳の禁忌（例：薬物，真性母乳黄疸）
- [ ] 急に乳児を引き離す必要性（例：母親または乳児の疾患）

■ リスクの高い人びと
- [ ] 早産

非効果的 **母乳栄養**
Ineffective Breastfeeding

■ 定義

母乳栄養を実施する過程で，母親，乳児／小児が不満足あるいは困難を経験している状態

■ 診断指標

●診断の手がかり
以下の行動パターンの1つ以上が報告または観察される
- [ ] 現実の，または自覚された不十分な母乳供給
- [ ] 乳児が母親の乳房に正しく取り付くことができない
- [ ] オキシトシン分泌を示す徴候が観察されない
- [ ] 乳児の不十分な哺乳を示す明らかな徴候
- [ ] 哺乳する機会が不十分
- [ ] 各乳房が哺乳時に十分に飲み干されない
- [ ] 母乳栄養開始から1週間以上を過ぎても乳首の痛みが持続している
- [ ] 哺乳後，1時間以内に乳児がむずがったり泣いたりする；何をやっても効果なし
- [ ] 乳房に取り付かせようとしても，乳児が反り返ったり泣いたりする；乳児が乳房に取り付くことに抵抗している

●支持手がかり
- [ ] 母乳栄養を失敗した既往歴がある
- [ ] 不十分な授乳プロセスの報告

■ 原因・関連因子

- [ ] 知識不足（母乳栄養）
- [ ] 母乳栄養の中断

PATTERN 02 ● 栄養-代謝パターン

- [ ] 母親の不安；母親のアンビバレンスな感情
- [ ] 早産または乳児奇形
- [ ] 母親の乳房の奇形；過去に乳房手術歴
- [ ] 人工乳首による乳児の補充栄養摂取
- [ ] 乳児の吸啜反射が弱い
- [ ] 夫または家族の支援がない

■ リスクの高い人びと

- [ ] 母乳栄養失敗の既往歴
- [ ] 乳児の形態異常

効果的 **母乳栄養***
Effective Breastfeeding

■ 定義

一組の母子／家族が母乳栄養を実施する過程に適切な熟練と満足を示している状態

■ 診断指標

●診断の手がかり
- [ ] 母親は乳児が乳首に吸い付く反応を促進させるように乳房を正しい位置に持っていくことができる
- [ ] 授乳後に，乳児が満足している
- [ ] 年齢に相応した乳児の体重パターン
- [ ] 授乳時に乳児が規則的で持続的に吸啜／嚥下する
- [ ] 効果的な母子のコミュニケーションパターン（乳児からの合図；母親の解釈と応答）

●支持手がかり
- [ ] オキシトシンが分泌されている徴候（減退または母乳分泌反射）
- [ ] 年齢に相応した乳児の排泄パターン
- [ ] 乳児が母乳を飲みたがる
- [ ] 母親が，母乳栄養を行う過程に満足していると言葉に出す
- [ ] 母乳栄養に関する基本的な知識
- [ ] 正常な乳房の構造   □ 正常な乳児の口腔構造
- [ ] 乳児の在胎期間が34週を超えている
- [ ] 母乳栄養を支援する資源がある   □ 母親の自負

*原注：この診断カテゴリーは問題または危険因子を意味しない．他のよい健康状態またはプロセスと同様に，定期的なアセスメントを行うことが望ましい

非効果的 乳児哺乳パターン*

Ineffective Infant Feeding Pattern

定義*

乳児の吸啜能力または吸啜／嚥下反射の調節能力の障害

診断指標

●診断の手がかり
- [ ] 効果的な吸啜を開始または維持できない
- [ ] 吸啜，嚥下，呼吸を調整することができない

リスクの高い人びと

- [ ] 早産児
- [ ] 神経系障害／遅滞（特定する）
- [ ] 長期間の絶食状態
- [ ] 解剖学的異常（特定する：例；口唇裂，口蓋披裂）
- [ ] 口腔過敏症

*原注：この状態は，しばしば介入のための焦点となる（すなわちこの診断ラベルは原因／関連因子として用いられる）
*訳注：〈NANDA-I 看護診断 2009-2011〉の定義では，冒頭に"代謝ニーズに対して不十分な経口栄養摂取となる"と付け加えられている

嚥下障害（非代償性）*

Impaired Swallowing (Uncompensated)

■ 定義

口から胃まで自発的に液体そして／または固形物を随意的に通過させる能力の減退

■ 診断指標

●診断の手がかり
- 嚥下困難があると報告される，または観察される：
  - ◇ 嚥下時に咳き込む N(p.75 参照)／むせる N
  - ◇ 口腔内の食物貯留（頬囊）N頬部側溝に食物を貯留

●支持手がかり
- 誤嚥の徴候 N詰まらせる
- 満足のいかない母乳栄養を行う過程
- 乳児が吸啜を維持できない

■ 原因・関連因子

- 非代償性知覚運動虚弱／喪失
- 疲労
- 口腔咽頭腔の発赤，ひりひり感
- 意識することに限界がある

■ リスクの高い人びと

- 神経筋系または知覚の障害（例：嘔吐反射の減退や消失，咀嚼にかかわる筋の可動域の減少，顔面神経麻痺）

☐ 機械的な閉塞（例：浮腫，気管切開チューブ，腫瘍）

＊訳注：ゴードンは診断ラベルを"非代償性（代償できない）"と限定しているが，〈NANDA-I 看護診断 2009-2011〉の「嚥下障害」の定義は"口腔・咽頭・食道の構造または機能の障害に伴う嚥下メカニズムの機能の異常"である

悪心
Nausea

■ 定義

嘔吐の衝動または必要性をもたらす，咽喉の後部，心窩部，あるいは腹部の主観的な不快の波状感覚

■ 診断指標

●診断の手がかり
- □ 「吐き気を催す」「胃の調子が悪い」と口頭で報告する
- □ 唾液分泌および嚥下の増加　□ ゲェと吐きそうな感覚

●支持手がかり
- □ 蒼白で，冷たく，ねばねばした皮膚を伴う；頻脈，胃液の停留，そして／または下痢

■ 原因・関連因子

- □ 胃腸系の過敏
- □ 神経薬理学的機構の刺激作用

■ リスクの高い人びと

- □ 化学療法，放射線療法　□ 手術後の知覚麻痺
- □ 毒物
- □ 生化学的な障害（例：尿毒症，ケトアシドーシス）
- □ 妊娠
- □ 調合された医薬品（HIVのための抗ウイルス薬，アスピリン，オピオイド）

誤嚥リスク状態
Risk for Aspiration

■ 定義

消化器分泌物や口腔咽頭分泌物，または固形物や液体を，気管-気管支に侵入させる危険がある状態

■ 危険因子

- [ ] 嚥下障害[N](p.75 参照)
- [ ] 意識レベルの低下[N]
- [ ] 咳嗽の抑制[N]と嘔吐反射の抑制[N]
- [ ] 上半身の挙上を妨げる状況[N]
- [ ] 下部食道括約筋の機能不全[N]
- [ ] 気管切開チューブの存在[N]または気管内チューブの存在[N]
- [ ] 消化管チューブ[N]
- [ ] 経管栄養[N]
- [ ] 薬物の使用[N]
- [ ] 胃内圧の上昇[N]
- [ ] 消化管運動の低下[N]
- [ ] 胃内残渣の増加[N]
- [ ] 胃内容物の排出遅延[N]胃通過時間の遅延
- [ ] 顔面の手術，頸部の手術[N]，または口腔の手術[N]
- [ ] 顔面の外傷[N]，頸部または口腔の外傷
- [ ] 鋼線で固定された下顎[N]
- [ ] 発作
- [ ] 嘔吐

口腔粘膜障害（障害を特定する）
Impaired Oral Mucous Membrane (Specify Impairment)

■ 定義

口唇および口腔の軟部組織の破綻

■ 診断指標

- [ ] 口内炎[N](p.75 参照)
- [ ] 粘膜が充血[N]充血
- [ ] 口臭[N]
- [ ] 浮腫（歯肉または粘膜）
- [ ] 出血[N]
- [ ] 歯肉の過形成[N]，亀裂，口唇炎[N]
- [ ] 味覚の悪化，減弱，消失など味覚異常を訴える[N]
- [ ] 味覚の悪化についての自己報告；摂食障害，または嚥下障害
- [ ] 会話が困難[N]（構音障害）
- [ ] 化膿性の排液[N]または滲出液
- [ ] 口腔の疼痛[N]／不快感
- [ ] 萎縮した平坦な舌[N]，過敏な舌；地図状舌
- [ ] 口内乾燥症[N]（乾燥した口内）
- [ ] 粘膜の裸化[N]
- [ ] 口腔内の病変[N]または潰瘍（白い斑点[N]／プラーク[N]，海綿状の斑点または白い凝乳様の滲出液；小水疱，小結節または丘疹）
- [ ] 歯肉が退縮（4 mm より深い嚢）
- [ ] 蒼白な歯肉，または粘膜
- [ ] 正常な発達以上に肥大した扁桃[N]
- [ ] 赤い，または青みがかった腫瘤（例：血管腫）
- [ ] 剝離

■ 原因・関連因子

- [ ] 非効果的な口腔衛生習慣
- [ ] 化学的な刺激因子（例：アルコール，たばこ，酸度の強い食品，吸入薬の定期的使用）

- [ ] 脱水（過剰な体液喪失，例：発汗，嘔吐）
- [ ] 口呼吸
- [ ] 栄養不良またはビタミン欠乏症
- [ ] ストレス，抑うつ
- [ ] 免疫抑制
- [ ] 薬物治療の副作用
- [ ] 唾液分泌の不足，または減少
- [ ] 口腔セルフケアに対する障壁
- [ ] 専門家による口腔ケアに対する障壁
- [ ] 適正でない歯科補綴物（義歯）
- [ ] 機械的因子：チューブ（気管内／経鼻），合わない義歯，ブレース，咬嚼／咀嚼

■ リスクの高い人びと

- [ ] 口腔の手術，外傷
- [ ] 口唇裂，または口蓋裂
- [ ] 放射線療法（頭部，頸部，口腔）または化学療法
- [ ] 病理（例：癌，感染，歯根膜の疾患，血小板の減少）
- [ ] 口腔内の支持組織の喪失
- [ ] 加齢に関連した結合組織，脂肪組織，または骨組織の喪失
- [ ] ホルモン値の低下（女性）

歯生 障害
Impaired Dentition

■ 定義

歯の発達／萌出パターン，または個々の歯の構造整合性の破綻

■ 診断指標

- [ ] 歯が抜けている，グラグラする歯，またはまったく歯がない
- [ ] 歯痛
- [ ] 熱いもの，冷たいものに過敏
- [ ] 過剰なプラーク
- [ ] 歯冠，歯根部の齲食
- [ ] 口臭
- [ ] 歯のエナメル質の変色
- [ ] 過剰な歯石
- [ ] すり切れた，またはすり減った歯
- [ ] 折れ歯
- [ ] エナメル質のびらん
- [ ] 非対称な顔の表情
- [ ] 歯の萌出がその年齢にとって不完全（乳歯，または永久歯）
- [ ] 不正咬合または整然としていない歯並び
- [ ] 乳歯の早期喪失

■ 原因・関連因子

- [ ] 非効果的な口腔衛生
- [ ] セルフケアに対する障壁（特定する）
- [ ] 専門家なケアを受ける機会の障壁，または経済的障壁
- [ ] 栄養の不足，食習慣
- [ ] 乳歯の早期の喪失
- [ ] フッ化物の過剰摂取
- [ ] 慢性的な嘔吐
- [ ] 慢性的な喫煙，コーヒーまたは紅茶，赤ワインの飲用
- [ ] 知識不足（歯科衛生）
- [ ] 研磨性の歯みがき剤の過剰な使用；歯ぎしり

体液量平衡 異常リスク状態
Risk for Imbalanced Fluid Volume

■ 定義*

血管内液，組織間液，そして／または細胞内液が減少または増加するか，急速に移行する危険がある状態

■ 危険因子

☐ 大がかりな侵襲的処置　　　☐ 他の危険因子を確定する

＊訳注：〈NANDA-I 看護診断 2009–201〉の定義では，"…増加するか「あるいはその1つから他の1つへ」急速に…状態．「このことは体液の喪失，過剰，またはその両方を表している」"と「」部分が付け加えられている．

体液量 過剰*
Excess Fluid Volume

■ 定義

等張性体液の貯留の増加

■ 診断指標

- [ ] 短期間での体重増加
- [ ] 電解質値の変化
- [ ] 第3心音（S3奔馬調律）
- [ ] 呼吸副雑音（異常呼吸音：ラ音または湿性ラ音）
- [ ] 呼吸困難（息切れ），起坐呼吸
- [ ] 肺うっ血，肺動脈圧の変化
- [ ] 全身浮腫，乏尿症，比重の変化
- [ ] 血液の尿素窒素の減少，窒素過剰血症
- [ ] ヘモグロビン値とヘマトクリット値の低下
- [ ] 中心静脈圧 $>11cmH_2O$
- [ ] 水分摂取量が排出量よりも多い
- [ ] 中心静脈圧の上昇
- [ ] 血圧の変化
- [ ] 胸水貯留
- [ ] 肝うっ血，肝頸静脈反射陽性
- [ ] 精神状態の変化（情動不安）

■ 原因・関連因子

- [ ] 過剰なナトリウム摂取（例：過剰な均等緊張の静脈内補液）
- [ ] 過剰な水分摂取
- [ ] 調節機構の障害

■ リスクの高い人びと

- [ ] 腎機能不全
- [ ] 肝硬変
- [ ] うっ血性心不全
- [ ] クッシング症候群

＊原注：診断する際は，医学的評価を参照すること

PATTERN 02 ● 栄養-代謝パターン

体液量 不足*
Deficient Fluid Volume

■ 定義

血管内液，組織間液，そして／または細胞液の減少（このことは脱水，ナトリウムの変化を伴わない水分喪失を表している）

■ 診断指標

- □ 口渇[N]（p.75 参照）
- □ 突然の体重減少[N]〔サードスペース化（訳注：血管内や細胞内の水分がそれ以外の場所へ移動すること）を除く〕
- □ 血圧の低下[N]
- □ 脈拍数の増加
- □ 尿量の減少[N]（乏尿症）
- □ 尿濃度の上昇[N]，比重の増加
- □ 体温の上昇[N]
- □ 脈波と脈圧の減少
- □ 精神状態の変化[N]
- □ 皮膚の乾燥[N]と粘膜の乾燥
- □ 皮膚緊張の低下[N]
- □ 衰弱
- □ 静脈内の血液充満の減少[N]
- □ ヘマトクリット値の上昇[N]

■ 原因・関連因子

- □ 実在する体液量の喪失（正常な経路，チューブ類；下痢）
- □ 調節機構の障害

■ リスクの高い人びと

- □ 体液のアクセスの障害
- □ 体液の吸収の障害
- □ 代謝の亢進（高体温など）
- □ 高齢者／過重な体重

*原注：診断する際は，医学的評価を参照すること

体液量不足リスク状態
Risk for Deficient Fluid Volume

■ 定義

体液量が減少する危険因子がある状態（血管内，細胞内，または細胞間隙の脱水）

■ 危険因子

- ☐ 水分摂取能力の障害
- ☐ 正常な経路からの過剰な体液喪失（記載する；例：下痢）
- ☐ 異常な経路からの体液喪失（記載する；例：留置チューブ）
- ☐ 過剰な不感蒸泄
- ☐ 体液へのアクセス，水分摂取量，または水分の吸収に影響を及ぼす逸脱した状態（例：身体活動不能，意識消失）
- ☐ 服薬（例：利尿薬）
- ☐ 体液必要量に影響する因子（例：代謝の亢進；高体温；乾燥，高温の環境）
- ☐ 高齢者
- ☐ 知識不足（水分必要量）
- ☐ 頻尿
- ☐ 高体温
- ☐ 水分の排出の増加
- ☐ 過重な体重

体液量平衡 促進準備状態
Readiness for Enhanced Fluid Balance

■ 定義

身体的ニーズを満足させるには十分であり，かつさらに強化する力を持っている，体液量と体液の化学的組成の平衡パターン

■ 診断指標

- □ 体液量平衡を改善したいという意思の表明／強い願望
- □ 変化せず安定した体重
- □ 1日必要に見合った水分摂取量
- □ 過剰な口渇がない
- □ 麦わら色をした尿
- □ 正常範囲内の尿比重
- □ 湿潤した粘膜
- □ 良好な組織緊張の度合い
- □ 水分摂取量に見合った尿量
- □ 浮腫または脱水の徴候がない

皮膚統合性 障害*
Impaired Skin integrity

■ 定義*

表皮そして／または真皮の裂傷（褥瘡も参照）

■ 診断指標

●診断の手がかり
- ☐ 皮膚表面の破綻[N](p.75参照)（表皮）
- ☐ 皮膚の層列の破綻[N]（真皮）
- ☐ 身体構造への侵襲[N]（皮下の潰瘍形成）

■ 原因・関連因子

- ☐ 循環，代謝状態の変調
- ☐ 高体温または低体温症
- ☐ 湿度
- ☐ 皮膚緊張の変調（弾性）
- ☐ 栄養状態の変調（肥満，るいそう）
- ☐ 皮膚色素の変調
- ☐ 発達因子；心理的因子（心因）

■ リスクの高い人びと

- ☐ 身体不動
- ☐ 感覚-運動性喪失（脳血管性の障害，脊椎損傷）
- ☐ 意識喪失
- ☐ 肥満
- ☐ るいそう
- ☐ 免疫不全
- ☐ 放射線照射

*原注：「褥瘡」ステージⅡ-Ⅳ（p.139）をともに参照すること
*訳注：〈NANDA-I 看護診断 2009-2011〉の定義では"裂傷 break"ではなく"変調 altered"となっている

皮膚統合性障害リスク状態 または 皮膚損傷リスク状態*
Risk for Impaired Skin Integrity or *Risk for Skin Breakdown*

■ 定義*

皮膚の潰瘍形成／表皮剥離の危険因子が存在すること；リスク・アセスメント・ツール（例：ブレーデンスケール）を用いて明らかにすべきである

■ 危険因子

- [ ] 少なくとも1.5〜2時間は体位変換ができない（身体可動性障害；体動不能[N(p.75参照)]）
- [ ] 皮膚の発赤（組織循環の変調）**，特に骨突出部
- [ ] 局部の疼痛または不快を訴える（深部組織損傷の可能性），特に骨突出部
- [ ] 剪断力，圧力（抑制帯，ギプス包帯による圧力維持），摩擦の存在[N]〈機械的因子〉
- [ ] 栄養不足（例：たんぱく質不足，ビタミンC欠乏症）[N]栄養状態のアンバランス
- [ ] 皮膚への排出物[N]／分泌物[N]
- [ ] 骨の突出[N]
- [ ] 皮膚緊張の変化[N]（弾力の変化）
- [ ] 感覚障害[N]，知覚障害（例：意識の低下）
- [ ] 代謝状態の変調[N]，貧血
- [ ] 循環障害[N]，浮腫，動脈硬化
- [ ] 心因性因子[N]
- [ ] 高湿度，高室温[N]環境
- [ ] 低体温または高体温[N]低室温
- [ ] 薬物治療[N]（産生性細胞障害）
- [ ] 色素沈着の変化[N]
- [ ] 脂肪組織の減少，骨の突出[N]
- [ ] 免疫因子[N]
- [ ] 皮膚にある化学物質[N]
- [ ] 放射線照射[N]

＊原注：「褥瘡」ステージⅠを参照（p.139）
＊訳注：〈NANDA-I 看護診断 2009-2011〉の定義では"皮膚が悪い方向に変調をきたす危険がある状態"となっている
＊＊訳注：日本褥瘡学会「褥瘡予防・管理ガイドライン（2009 年）」によると，"持続する発赤（ガラス板圧診法などで陽性）"と判断する場合は，既に真皮でも組織の障害があるといわれている

組織統合性障害（タイプを特定する）
Impaired Tissue Integrity (Specify Type)

定義

粘膜・角膜・皮膚・皮下組織などの組織の損傷（組織と障害のタイプを特定する）

診断指標

- □ 損傷を受けた組織[N](p.75参照)，または破壊された組織[N]（角膜，粘膜，外皮または皮下組織）

原因・関連因子

- □ 循環の変調
- □ 水分不足または過剰
- □ 身体可動性障害
- □ 刺激物質：
  - ◇ 化学的（体の排出物，分泌物，投与された薬物）
  - ◇ 温熱的（高温または低温；両極端な温度）
  - ◇ 機械的（圧力，剪断力，摩擦力）
  - ◇ 放射線（治療のための照射も含む）
- □ 栄養不足または過剰
- □ 知識不足

褥瘡（圧迫潰瘍）（ステージを特定する）*
Pressure Ulcer (Specify Stage)

■ 定義

長期におよぶ臥床，座位によって通常骨突出部の上に発生する皮膚統合性の障害（ステージを特定する）

■ 診断指標

●診断の手がかり

- □ 潰瘍形成（皮膚表面の損傷，通常骨突出部の上に発生する皮膚内層の損傷）

そして／または

- □ 皮膚表面の損傷はないが，骨突出部の疼痛，不快感，しびれを訴える（深部の褥瘡）

    ステージⅠ：発赤部位あり；皮膚損傷はない（注意：部位の圧迫による反応性充血は通常 1～3 日間現れる）

    ステージⅡ：発赤部位あり；小さい潰瘍形成（表皮そして／または真皮層を含む部分的な皮膚損傷；潰瘍は表面的で，表皮剝離，水泡，または浅いクレーター状を呈する）

    ステージⅢ：液の排出を伴う深層までの潰瘍形成；壊死はない（筋膜に及ばない皮下組織の損傷または壊死を含む全層にわたる皮膚損傷；潰瘍はその周囲組織に穿掘性潰瘍（ポケット）を伴うあるいは伴わないにかかわらず，深層までのクレーター状を呈する

    ステージⅣ：深層までの潰瘍形成；壊死を伴う〔全層にわたる広範な皮膚の欠損；組織壊死，筋肉，骨，または支持組織の損傷；そして／または腱，関節包の損傷；注意：ステージⅣの褥瘡では穿掘性潰瘍（ポケット）と洞路（トンネル）を伴うことがある〕

原因・関連因子

- [ ] 圧力の持続
- [ ] 摩擦，剪断損傷
- [ ] 身体不動
- [ ] 失禁
- [ ] 栄養不足（たんぱく質，ビタミンC）
- [ ] 感覚-運動機能喪失
- [ ] 認知障害

リスクの高い人びと

- [ ] 片麻痺，四肢麻痺，片側不全麻痺〔例：CVA（脳血管障害），脊髄損傷〕
- [ ] 身体不動の整形外科的問題（例：大腿骨骨折）
- [ ] 床上安静例：〔クリティカルケア（重症者管理）〕

＊原注：Clinical Practice Guideline #3: *Pressure Ulcers in Adult: Prediction and Prevention*, Rockville, Md: USDHHS, Agency for Health Care Policy and Research; 1992 より引用．検出，予防，診断そして治療ガイドラインについてはこちらを参照のこと．看護上の測定ができない場合，特にステージⅢまたはⅣへと進行している場合は医学的評価を依頼すること

ラテックスアレルギー反応
Latex Allergy Response

■ 定義

天然ラテックスゴム製品に対する過敏反応

■ 診断指標

● I 型反応

- □ ラテックス蛋白にさらされた際の即時型（1時間以内）反応（生命を脅かすことがある）
- □ 全身症状へと進行する接触性蕁麻疹
- □ 唇，舌，口蓋垂そして／または咽頭の浮腫
- □ 息切れ，胸内絞扼感，喘鳴音，呼吸停止に至る気管支麻痺
- □ 低血圧，失神，心停止　　□ 顔面の掻痒感
- □ 口腔の掻痒感
- □ 消化器系の特徴
    - ◇ 腹痛　　　　　　　　◇ 悪心
- □ 全身の徴候
    - ◇ 潮紅　　　　　　　　◇ 全身の不快感
    - ◇ 全身の浮腫　　　　　◇ 身体全体の熱感の訴えが増す
    - ◇ 落ち着きがない（情動不安）

下記の事項を含めることができる：
- □ 口腔顔面の徴候
    - ◇ 強膜または眼瞼の浮腫
    - ◇ 眼部の紅斑そして／または掻痒感
    - ◇ 涙眼
    - ◇ 鼻閉，鼻部の掻痒感そして／または紅斑
    - ◇ 鼻漏　　　　　　　　◇ 顔面の紅斑
    - ◇ 顔面，口腔の掻痒感

- ☐ 腹痛，悪心
- ☐ 全身の徴候
  - ◇ 潮紅；身体全体の熱感の訴えが増す
  - ◇ 全身の不快感，全身の浮腫　　◇ 不眠

● **Ⅳ型反応**（訳注：ラテックス蛋白にさらされて1時間以上経過して生じる反応）
- ☐ 湿疹
- ☐ 過敏反応，発赤，あかぎれ，ひび割れた皮膚または水泡
- ☐ 不快感の原因となる添加物に対する反応〔例：チウラウム（硫黄を用いてゴムの分子同士を結合させ，ゴムの弾性を高める作用を促進させる薬剤），カルバミン酸塩〕
- ☐ 遅延して発症する（数時間）　　☐ 免疫機構反応がない

ラテックス**アレルギー反応**リスク状態
Risk for Latex Allergy Response

■ 定義

天然ラテックスゴム製品に対する過敏反応の危険がある状態

■ 危険因子

- [ ] 特に乳児期から多くの外科的手術処置を受けた〔例：二分脊椎（脊椎披裂）〕
- [ ] バナナ，アボガド，トロピカルフルーツ，キウイ，栗に対するアレルギー
- [ ] 毎日ラテックスに触れざるをえない職業についている（医師，看護師，歯科医）
- [ ] ラテックスに対する反応の既往歴（風船，コンドーム，手袋）
- [ ] 持続留置カテーテルを必要とする状態
- [ ] ポインセチアに対するアレルギー
- [ ] アレルギーと気管支喘息の既往歴

非効果的 **体温調節機能**
Ineffective Thermoregulation

■ 定義

低体温と高体温との間の体温の変動

■ 診断指標

●診断の手がかり
- □ 正常範囲以上または以下に体温が変動（「低体温」と「高体温」の診断指標を参照）

■ 原因・関連因子
- □ 環境温度の変動

■ リスクの高い人びと
- □ 調節中枢に影響を与えている外傷または疾患がある
- □ 高齢者や新生児（両極端の年齢）（早産，未熟，かなり高齢）

高**体温**

Hyperthermia

■ 定義

正常範囲より高く上昇した体温

■ 診断指標

●診断の手がかり
- [ ] 年齢相応の正常範囲以上に体温が上昇[N]

●支持手がかり
- [ ] 潮紅した皮膚[N](p.75 参照)
- [ ] 皮膚を触ると温かい[N]
- [ ] 頻呼吸数[N]
- [ ] 頻脈[N]
- [ ] 発作または痙攣発作[N]（高体温の結果）

■ 原因・関連因子

- [ ] 高温環境への曝露
- [ ] 過激な運動
- [ ] 薬物／知覚麻痺
- [ ] 不適切な衣類の着用
- [ ] 代謝率の上昇
- [ ] 疾患または外傷
- [ ] 脱水
- [ ] 発汗機能の喪失または減退

栄養ー代謝パターン

低体温
Hypothermia

■ 定義

正常範囲より低い体温

■ 診断指標

●診断の手がかり
- [ ] 年齢相応の正常範囲より体温が低下

●支持手がかり
- [ ] 震え（軽度）
- [ ] 皮膚の冷感；蒼白（中程度）；立毛反射
- [ ] 毛細管再充満時間*の遅延（*訳注：爪を白くなるまで強く圧迫してはなし，ピンクに戻るまでの時間．血液循環を簡易に検査する方法で，2秒以内が正常とされる）
- [ ] 貧脈；チアノーゼを呈する爪床
- [ ] 高血圧

■ 原因・関連因子

- [ ] 涼冷，または寒冷環境への曝露
- [ ] 病気または心的外傷
- [ ] 身ぶるいができない，またはできなくなる
- [ ] 栄養失調，代謝率の不能または低下，不活動性，老化
- [ ] 血管拡張，寒冷環境での皮膚からの蒸泄
- [ ] 視床下部の損傷

体温平衡異常リスク状態*

Risk for Imbalanced Body Temperature

■ 定義

体温を正常範囲内に維持できない危険がある状態

■ 危険因子

- ☐ 体温調節に影響を与える疾患または外傷がある
- ☐ 代謝率の変化
- ☐ 脱水
- ☐ 高齢者や新生児（両極端の年齢）
- ☐ 鎮静薬，麻酔薬
- ☐ 血管収縮または拡張を引き起こす薬物服用
- ☐ 寒冷／涼冷または温暖／高熱環境への曝露
- ☐ 不活動性または過激な運動
- ☐ 環境温度には不適切な衣類の着用
- ☐ 過重／過少な体重（極端な体重）

＊原注：「非効果的体温調節機能」を参照のこと

PATTERN 03

排泄パターン

Elimination Pattern

便秘……………………………………… 149
知覚的便秘……………………………… 151
間欠的便秘パターン^G………………… 152
便秘リスク状態………………………… 154
下痢……………………………………… 156
便失禁…………………………………… 157
排尿障害………………………………… 159
機能性失禁……………………………… 160
反射性失禁……………………………… 161
腹圧性失禁……………………………… 163
切迫性失禁……………………………… 165
切迫性失禁リスク状態………………… 167
完全尿失禁（NANDA-I 2009-2011 年版では削除）
　………………………………………… 168
尿閉……………………………………… 169
排尿促進準備状態……………………… 170

＊訳注：凡例
G：この診断ラベルは，ゴードンが看護職専門家 1100 人を対象に行った研究から，臨床上で極めて有用と判断し，独自に考案したものである
N：成人看護系分野で頻用される看護診断ラベルを厳選し，ゴードンの診断指標（「診断の手がかり」「支持手がかり」），危険／関連因子に対応する NANDA-I の表記を示した．（NANDA-I と表記の異なるものは対比させて併記した）（p.75 参照）

＊＊訳注：中見出しについて
「定義」「診断指標」「診断の手がかり」「支持手がかり」「原因・関連因子」「危険因子」「リスクの高い人びと」などの中見出しについては，p.74 の解説を参照

PATTERN 03 排泄パターン

便秘
Constipation

■ 定義

排便困難または排便の不全感，または非常に固く乾いた便の排出を伴う排便回数の正常からの減少

■ 診断指標

●診断の手がかり
- [ ] 排便パターン：排便回数の減少[N](p.75 参照)，または排便量の減少[N]
- [ ] 硬く乾燥した有形便[N]，または便通がない
- [ ] 直腸の充満感[N]，または直腸の圧迫感[N]を訴えている

●支持手がかり
- [ ] 排便時のいきみ[N]
- [ ] 排便に伴う疼痛[N]
- [ ] 触知できる筋抵抗を伴う，または伴わない腹部圧痛；腹痛[N]
- [ ] 腹部膨隆；直腸内の腫瘤の触知；腹部腫瘤の触知[N]
- [ ] 腹圧の上昇[N]
- [ ] 腹部濁音の打診；腹鳴[N]；腸音の亢進，または腸音の減弱[N]
- [ ] ひどい鼓腸[N]
- [ ] 直腸内の軟らかいペースト状の便の存在[N]
- [ ] 食欲不振[N]，頭痛[N]，消化不良[N]；全身倦怠感[N]
- [ ] 悪心[N]，嘔吐[N]
- [ ] 鮮紅色の血液が混在した便[N]
- [ ] 黒色便またはタール便

＊高齢者の場合（追加）
- [ ] 精神状態の変化
- [ ] 尿失禁
- [ ] 不可解な転倒
- [ ] 体温の上昇

排泄パターン

原因・関連因子

●機能的因子
- ☐ 習慣的な便意の否認／無視
- ☐ 不適切な排便方法（タイミングが合わない，排便のポジショニングがよくない，プライバシーが守られない；不規則な排便習慣）
- ☐ 不十分な身体活動
- ☐ 腹筋の筋力低下

●心理的因子
- ☐ 抑うつ
- ☐ 情動的ストレス
- ☐ 精神的錯乱

●機械的因子
- ☐ 肥満
- ☐ 痔疾

リスクの高い人びと

●薬物的因子
- ☐ 緩下薬の過剰使用
- ☐ 高脂血症治療薬
- ☐ 炭酸カルシウム；アルミニウム含有制酸薬
- ☐ 非ステロイド性抗炎症薬
- ☐ オピオイド系薬物，鎮静薬，抗うつ薬，フェノチアジン系薬物
- ☐ 抗コリン薬（ビスマス塩）
- ☐ 利尿薬，交感神経刺激薬，カルシウム拮抗薬

●機械的因子
- ☐ 直腸膿瘍または潰瘍，裂肛，腫瘍，肛門狭窄
- ☐ 妊娠
- ☐ 巨大結腸（ヒルシュスプルング結腸）
- ☐ 電解質平衡異常
- ☐ 直腸脱
- ☐ 前立腺肥大
- ☐ 神経系の障害
- ☐ 直腸腫瘍
- ☐ 術後閉塞

知覚的 便秘
Perceived Constipation

■ 定義

便秘の自己診断と，毎日の排便を確保するための緩下薬・浣腸，そして／または坐薬の乱用

■ 診断指標
●診断の手がかり
- [ ] 緩下薬を過剰に使用[N](p.75 参照)，浣腸そして／または坐薬を過剰に使用することで，毎日排便があることを期待[N]する
- [ ] 毎日同じ時間に排便があると期待[N]している

■ 原因・関連因子
- [ ] 文化的またはその家族に固有の健康についての信条
- [ ] 誤った評価
- [ ] 思考過程の障害

間欠的 便秘 パターン

Intermittent constipation pattern

■ 定義

病理学的原因がないのに，硬く乾いた便が出たり，または繰り返し便通が滞ること

■ 診断指標

●診断の手がかり
- ☐ 硬く乾いた便が出る，または1か月に2〜3回あるいはそれ以上便通がないことが頻繁に起こる
- ☐ 排便時のいきみ

●支持手がかり
- ☐ 排便時の疼痛
- ☐ 腹部または直腸の充満感の報告；腹部膨満感の訴え；背部痛
- ☐ 直腸の圧迫感の報告
- ☐ 下剤の使用
- ☐ 頭痛
- ☐ 食欲不振
- ☐ 腹痛，差し込み痛
- ☐ 触知可能な腫瘤
- ☐ 嘔気

■ 原因・関連因子
- ☐ 低繊維食
- ☐ 水分摂取量の不足
- ☐ 排泄習慣がない（決まった時間の）
- ☐ 身体活動の減少
- ☐ 浣腸，緩下薬の習慣的使用

■ リスクの高い人びと

- ☐ 痔疾
- ☐ 治療上必要とされる床上安静
- ☐ 制酸薬

便秘 リスク状態
Risk for constipation

■ 定義

排便困難または排便の不全感,および/または非常に固く乾いた便の排出を伴う排便回数の正常からの減少の危険がある状態

■ 危険因子

●飲食関連因子
- ☐ 脱水,不十分な食物繊維の摂取,摂取量が少ない食習慣,普段食べ慣れている食品や食習慣の変化
- ☐ 消化管運動の減弱
- ☐ 不適切な歯生または口腔衛生
- ☐ 水分の不十分な摂取

●機械的因子
- ☐ 不十分な身体活動
- ☐ 不規則な排便習慣(例:タイミングが合わない)
- ☐ 通常の排便姿勢の変化
- ☐ プライバシーの欠如
- ☐ 腹筋の筋力低下
- ☐ 習慣的な便意の否認または無視
- ☐ 排便習慣に影響する最近起こった環境の変化

●心理的因子
- ☐ 抑うつ状態
- ☐ 情緒的ストレス
- ☐ 精神的混乱

●薬物的因子
- ☐ アルミニウム含有制酸薬
- ☐ 抗コリン薬
- ☐ 抗痙攣薬
- ☐ 抗うつ薬
- ☐ 抗高脂血症薬
- ☐ ビスマス塩製剤,炭酸カルシウム剤
- ☐ カルシウム拮抗薬
- ☐ 利尿薬,緩下薬の過剰使用
- ☐ 非ステロイド性抗炎症薬
- ☐ オピオイド系薬物,鎮静薬

- [ ] フェノチアジン系薬物，交感神経刺激薬

●機械的因子
- [ ] 肥満，妊娠，術後の閉塞
- [ ] 前立腺肥大
- [ ] 直腸脱，直腸瘤
- [ ] 直腸または肛門狭窄，直腸肛門裂，直腸脱，直腸膿瘍
- [ ] 脳血管障害
- [ ] 電解質平衡異常
- [ ] 痔疾，巨大結腸（ヒルシュスプルング病）

下痢
Diarrhea

■ 定義

軟らかい無形便の排出

■ 診断指標

●診断の手がかり
- [ ] 少なくとも1日に3回，軟らかい液状の便を排出[N](p.75 参照)

●支持手がかり
- [ ] 腸音の亢進[N]
- [ ] 腹痛[N]
- [ ] 裏急後重[N]（しぶり腹）
- [ ] 痙攣

■ 原因・関連因子

- [ ] 緩下薬の乱用
- [ ] 旅行（バクテリアなど：食物や水に含まれる）
- [ ] アルコール乱用
- [ ] 経管栄養
- [ ] 強度のストレスまたは不安

■ リスクの高い人びと

- [ ] 感染の経過（寄生虫，毒性物質）
- [ ] 炎症，過敏
- [ ] 放射線照射
- [ ] 薬物治療
- [ ] 汚染物質
- [ ] 吸収不良

便失禁
Bowel Incontinence

■ 定義

不随意な便の排出によって特徴づけられる正常な排便習慣の変化

■ 診断指標

●診断の手がかり
- [ ] 不随意な便の排出

●支持手がかり
- [ ] 排便を我慢することができない[N](p.75 参照) と述べる
- [ ] 便意に注意を向けない[N]
- [ ] 便意に気づくことができない[N]
- [ ] 直腸内の充満を感じることができないと述べる
- [ ] 直腸の充満を感じても，有形便を排出することができないと述べる[N]
- [ ] 常に軟らかい便を少しずつ漏らす[N]
- [ ] 便臭[N]
- [ ] 衣類が便で汚染[N]，または寝具が便で汚染[N]されている
- [ ] 肛門周囲の皮膚の発赤[N]
- [ ] 裏急後重[N]（しぶり腹）

■ 関連因子

- [ ] 環境因子（例：トイレがない）
- [ ] 認知機能の障害
- [ ] 腹圧，あるいは腸管内圧の異常な上昇（ガスによる）
- [ ] 緩下薬の乱用；ダイエット習慣
- [ ] 体動不能：筋力（例：腹筋，会陰括約筋，直腸括約筋）の全体的な低下
- [ ] 嵌入
- [ ] 排便が完全にし終わっていない

排泄パターン

リスクの高い人びと

- ☐ 慢性的な下痢
- ☐ 結腸直腸の病変
- ☐ 薬物治療
- ☐ 肛門括約筋の異常
- ☐ (腸の) 貯蔵容量の障害
- ☐ 高位／下位運動神経の損傷

排尿障害

Impaired Urinary Elimination

■ 定義*

ある程度予測可能な間隔で一定の膀胱容量に達したときに生じる不随意的な尿の排出

■ 診断指標

- ☐ 尿失禁
- ☐ 夜尿
- ☐ 頻尿
- ☐ 尿閉
- ☐ 尿意促迫
- ☐ 排尿躊躇
- ☐ 排尿困難

■ 関連因子

- ☐ 尿路感染症
- ☐ 複合的な原因
- ☐ 解剖学的な閉塞
- ☐ 感覚-運動機能障害

*訳注:〈NANDA-I 看護診断 2009-2011〉の定義では"膀胱を空にするのが(尿排出)不完全"となっている

機能性失禁*

Functional Incontinence

定義

通常なら自制できる人が,意図的でない尿の排出を避けるために,間に合うようにトイレに到達するのが不可能な状態

診断指標

- [ ] トイレにたどり着く前に排尿[N](p.75参照)してしまうという訴え(アクシデント)
- [ ] 尿意は感じるが,トイレにたどり着くのに要する時間が,尿意を感じてからコントロールできずに排尿してしまうまでの時間の長さを超え[N]てしまう(トイレにたどり着く前の排尿)
- [ ] 早朝にだけ尿失禁することがある[N]
- [ ] 膀胱内を完全に空にして排尿できる[N]

原因・関連因子

- [ ] 神経-筋機能の制限
- [ ] 視覚障害
- [ ] 認知障害
- [ ] 心理的因子
- [ ] 環境因子
- [ ] 骨盤支持構造の脆弱化

*原注:〈NANDA-I 看護診断〉の診断名は「機能性尿失禁 Functional Urinary Incontinence」となっている

反射性 失禁*
Reflex Incontinence

■ 定義

一定の膀胱容量に達したときに生じる，ある程度予測できる間隔の不随意な尿の排出

■ 診断指標

●診断の手がかり
- [ ] 予測可能な排尿パターン[N](p.75 参照)
- [ ] 切迫した尿意がない；膀胱の充満を感じない[N]か，または尿意を感じない[N]
- [ ] 随意に排尿を抑えられない[N]，または随意に排尿を開始できない[N]

●支持手がかり
- [ ] 膀胱の収縮を随意的に抑制できない尿意[N]
- [ ] 発汗，落ち着きがない，腹部の不快感といった，膀胱の充満に伴う感覚[N]
- [ ] 仙髄にある排尿中枢よりも高位の病変に伴う完全に空になっていない膀胱[N]——に伴う不完全な尿排出
- [ ] 橋にある排尿中枢よりも高位の病変に伴う完全に空になった膀胱[N]——に伴う完全な尿排出

■ 原因・関連因子

- [ ] 知識不足（膀胱管理）

■ リスクの高い人びと

- [ ] 仙髄にある排尿中枢,または脳幹の橋にある排尿中枢より高位の神経系の障害(例:脊髄髄膜瘤)

＊原注：〈NANDA-I看護診断〉の診断名は「反射性尿失禁 Reflex Urinary Incontinence」となっている

腹圧性失禁*
Stress Incontinence

■ 定義*

腹圧上昇に伴う 50 ml 以下の不随意的な尿もれ

■ 診断指標

●診断の手がかり
□ 腹圧がかかるのに伴い,少量の尿もれがあると訴える,または観察される(くしゃみをしたとき,咳をしたとき,低い椅子から立ち上がったとき,笑ったとき)[N(p.75参照)] 労作時に排泄される少量の不随意の尿漏れを訴える/咳嗽と一緒に排泄される少量の不随意の尿漏れが観察される/笑いと一緒に排泄される少量の不随意の尿漏れが観察される/くしゃみと一緒に排泄される少量の不随意の尿漏れが観察される

●支持手がかり
□ 尿意切迫があるとの報告
□ 頻尿(2時間に1回以上の排尿がしばしば)

■ 原因・関連因子

□ 脆弱化した骨盤筋および支持構造
□ 排尿間隔の過度の延長   □ 高い腹腔内圧(例:肥満)

■ リスクの高い人びと

□ 高い腹腔内圧(例:妊娠中の子宮拡大)
□ 膀胱出口の不良
□ 骨盤筋/支持構造の加齢による退行性変化
□ 脆弱化した骨盤筋および支持構造

*原注：〈NANDA-I 看護診断〉の診断名は「腹圧性尿失禁 Stress Urinary Incontinence」となっている
*訳注：〈NANDA-I 看護診断 2009-2011〉の定義では"腹腔内圧を上昇させるに伴う突然の尿もれ"となっている

切迫性 失禁*
Urge Incontinence

■ 定義

強い尿意の直後に起こる不随意の尿の排出

■ 診断指標

●診断の手がかり
- [ ] 排尿に間に合うようにトイレにたどり着けない[N](p.75 参照)――ことが観察される
- [ ] 切迫する尿意を我慢したり，抑えることができない（尿意切迫[N]）

●支持手がかり
- [ ] 頻尿（2時間に1回以上の排尿がしばしば）
- [ ] 膀胱の収縮または攣縮[N] 膀胱の収縮を伴う不随意の尿の排泄を訴える／膀胱の攣縮を伴う不随意の尿の排泄を訴える
- [ ] 夜尿（一晩に2回以上）
- [ ] 1回量が少量（10 ml 以下）または大量（550 ml 以上）

■ 原因・関連因子

- [ ] アルコール，カフェインの摂取
- [ ] 水分摂取量の増加
- [ ] 尿濃度の上昇
- [ ] 膀胱の過伸展

■ リスクの高い人びと

- [ ] 膀胱痙縮（膀胱伸張受容器の刺激，例：膀胱感染症）

☐ 膀胱容量の減少（例：骨盤内炎症性疾患，腹部手術，尿道カテーテル留置などの既往）

＊原注：〈NANDA-I 看護診断〉の診断名は「切迫性尿失禁 Urge Urinary Incontinence」となっている

切迫性**失禁**リスク状態*
Risk for Urge Incontinence

■ 定義

突然の強い尿意急迫に伴う不随意的な尿の排出の危険がある状態

■ 危険因子

- ☐ 非効果的な排泄習慣
- ☐ 薬物の作用（カフェイン，アルコール）
- ☐ 膀胱炎による排尿筋反射の亢進
- ☐ 収縮性障害に伴う排尿筋の不安定性
- ☐ 不随意の膀胱括約筋の弛緩　　☐ 少ない膀胱容量
- ☐ 尿道炎　　　　　　　　　　　☐ 腫瘍，腎結石
- ☐ 脳の橋にある排尿中枢より高位の中枢神経系の障害

＊原注：〈NANDA-I 看護診断〉の診断名は「切迫性尿失禁リスク状態 Risk for Urge Urinary Incontinence」となっている

排泄パターン

PATTERN 03 ● 排泄パターン

完全 **尿失禁** *
Total Urinary Incontinence

■ 定義

持続性で予測できない尿の排出

■ 診断指標

●診断の手がかり
- □ 膀胱の拡張または抑制できない膀胱の収縮，痙縮を伴わない，予測できないときに生じる尿の持続的な流出
- □ 会陰部，または膀胱の充満感に気づかない
- □ 尿失禁に気づかない

●支持手がかり
- □ 夜間頻尿
- □ 治療に対して難治性の尿失禁

■ 原因・関連因子

- □ 非効果的な尿失禁管理

■ リスクの高い人びと

- □ 神経障害，例えば外傷（膀胱の充満を示す反射の伝播を妨害する脊髄神経疾患）
- □ 神経学的機能障害（予測不可能な時間に排尿の引き金となる）
- □ 排尿筋反射の独立した収縮（外科的手術から生じる）

＊訳注：最新の〈NANDA-I 看護診断　定義と分類 2009-2011〉では，この診断ラベルは削除されている

尿閉*

Urinary Retention

■ 定義

膀胱を空にするのが不完全

■ 診断指標

●診断の手がかり

- □ 膀胱の拡張
- □ 少量で頻回の排尿,または排尿がない
- □ 残尿(100 ml 以上)

●支持手がかり

- □ 溢流性尿失禁
- □ 排尿後の尿滴下
- □ 膀胱充満感の報告
- □ 排尿障害

■ 原因・関連因子

- □ 尿道内圧の上昇(脆弱な排尿筋が原因)
- □ 尿道閉塞

■ リスクの高い人びと

- □ 排尿反射弓による抑制
- □ 強い膀胱括約筋

*原注:診断する場合,排尿時に膀胱が空になるまでに時間がかからないことが原因でない限り,医学的評価を参照のこと

排尿 促進準備状態
Readiness for Enhanced Urinary Elimination

■ 定義

排尿のニーズを満足させるには十分であり，かつさらに強化する力を持っている排尿機能のパターン

■ 診断指標

- [ ] 尿排泄を促進したいという意欲を示す
- [ ] 尿に悪臭がなく麦わら色
- [ ] 尿比重が正常範囲内にある
- [ ] 年齢／その他の要因に合った正常範囲内の尿量
- [ ] 膀胱を空にしやすいように自分をポジショニングする
- [ ] 1日必要量に見合った水分摂取

PATTERN 04

活動−運動パターン

Activity-Exercise Pattern

活動耐性低下……………… 172	成長発達遅延……………… 203
活動耐性低下リスク状態…… 174	発達遅延リスク状態………… 204
坐位中心ライフスタイル…… 175	成長不均衡リスク状態……… 206
消耗性疲労………………… 176	家事家政障害……………… 207
気分転換活動不足………… 178	人工換気離脱困難反応…… 209
身体可動性障害…………… 179	自発換気障害……………… 212
歩行障害…………………… 181	非効果的気道浄化………… 213
車椅子移動障害…………… 183	非効果的呼吸パターン…… 215
床上移動障害……………… 184	ガス交換障害……………… 217
移乗能力障害……………… 186	心拍出量減少……………… 218
徘徊………………………… 188	非効果的組織循環………… 220
不使用性シンドロームリスク状態 ……………………………… 190	自律神経反射異常亢進…… 222
関節拘縮リスク状態G……… 191	自律神経反射異常亢進リスク状態 ……………………………… 223
全体的セルフケア不足G…… 192	乳児突然死症候群リスク状態 224
入浴セルフケア不足………… 193	乳児行動統合障害………… 225
更衣セルフケア不足………… 195	乳児行動統合障害リスク状態 227
摂食セルフケア不足………… 197	乳児行動統合促進準備状態… 228
排泄セルフケア不足………… 199	末梢性神経血管性機能障害リスク状態……………………… 229
発達遅延：セルフケア技能G 201	頭蓋内許容量減少………… 230
術後回復遅延……………… 202	

訳注：凡例

G：この診断ラベルは，ゴードンが看護職専門家1100人を対象に行った研究から，臨床上で極めて有用と判断し，独自に考案したものである

N：成人看護系分野で頻用される看護診断ラベルを厳選し，ゴードンの診断指標（「診断の手がかり」「支持手がかり」），危険／関連因子に対応するNANDA-Iの表記を示した．（NANDA-Iと表記の異なるものは対比させて併記した）（p.75参照）

訳注：中見出しについて

「定義」「診断指標」「診断の手がかり」「支持手がかり」「原因・関連因子」「危険因子」「リスクの高い人びと」などの中見出しについては，p.74の解説を参照

PATTERN 04　活動-運動パターン

活動耐性低下（レベルを特定する）
Activity Intolerance (Specify Level)

■ 定義*

必要な日常活動または望ましい日常活動のなかで行われる，エネルギーを消費する身体の運動に対する異常な反応

■ 診断指標

●診断の手がかり*
- [ ] 呼吸困難あるいは息切れの報告，または労作時の呼吸困難^{N(p.75 参照)}が観察される
- [ ] 倦怠感の訴え^N（他の手がかりとの文脈において評価する）
- [ ] 心肺に関する問題に伴う心拍数の変化^{N活動に対する心拍数の異常な反応}
- [ ] 筋力低下，不快感，疼痛（特に筋神経学的問題に伴う）
  そして／またはエネルギーを消費する活動後に：^{N労作時の不快感}
- [ ] 心拍数が約3分以内に標準（基準値）に戻らない^{N活動に対する心拍数の異常な反応}

●即時に必要な注意と評価
- [ ] 活動時に起こる不快感または胸部痛の報告（活動のレベルを特定する）
- [ ] 活動時に起こる不整脈（活動のレベルを特定する）^{N不整脈を示す心電図所見}
- [ ] 活動中，拡張期血圧が15 mmHgまたはそれ以上上昇する^{N活動に対する心拍数の異常な反応}
- [ ] 活動に伴う心電図上の虚血性変化（活動のレベルを特定する）^{N虚血性変化を示す心電図所見}
- [ ] 活動することにより血圧が上昇しない^{N活動に対する血圧の異常な反応}
- [ ] 安静時呼吸困難（これが通常でない限り）

レベルⅠ：平地を制限なしに普通に歩行できる；階段を1階分，もしくはそれ以上上がれるが，正常時よりも呼吸が速くなる
レベルⅡ：市街地の1区画500フィート（152 m）ほどの平地を歩行できる；階段を，立ち止まることなくゆっくりと1階分上がれる
レベルⅢ：平地を止まることなく50フィート（15 m）は歩行できる；階段を，立ち止まることなく1階分は上がることはできない
レベルⅣ：安静時に呼吸困難と疲労がある

原因・関連因子

☐ 全身虚弱　　　　　　　　☐ 坐位中心のライフスタイル

リスクの高い人びと

☐ 酸素の供給と需要のバランスの異常（例：心血管系，肺の状態，加齢による変化）
☐ 活動の拡大（例：心臓やその他のリハビリテーション）
☐ 長期の床上安静または体動不能，良好とは言えない状態

＊原注：多くの看護研究があるにもかかわらず，その結果はいくつかの指標と一致していない．耐性が低下している疑いがあれば，用心のため活動を中止すべきである
＊訳注：〈NANDA-I 看護診断 2009-2011〉の定義では"必要な日常活動または望ましい日常活動を行ったり，あるいはそれに耐えるには十分ではない生理的または心理的エネルギーの状態"となっている

活動耐性低下 リスク状態
Risk for Activity Intolerance

定義*

エネルギーを消費する身体の運動に対する異常な反応の危険がある状態

危険因子

- [ ] 良好とはいえない状態（長期にわたる床上安静，無活動状態）
- [ ] 呼吸系に問題があるとの記載がある
- [ ] 循環器系に問題があるとの記載がある
- [ ] 活動耐性低下の既往歴がある
- [ ] 循環の問題があるとの記載がある
- [ ] 現在，活動を拡大する計画がある
- [ ] より高いレベルの活動にエネルギーを消費したいという願望，または必要がある
- [ ] その活動を経験したことがない
- [ ] 全身衰弱（慢性疾患）

*訳注：〈NANDA-I 看護診断 2009-2011〉の定義では"必要な日常活動または望ましい日常活動を行ったり，あるいはそれに耐えるには十分ではない生理的または心理的エネルギーの危険がある状態"となっている

坐位中心 ライフスタイル
Sedentary Lifestyle

▌定義

低い身体活動レベルによって特徴づけられる生活上の習慣を表明する

▌診断指標

- ☐ 身体運動を欠いた日常生活行動を選択する
- ☐ 体力の減退を示す
- ☐ 身体活動の少ない活動を好むと言葉に出す

▌原因・関連因子

- ☐ 知識不足（身体運動が健康に与える利益）
- ☐ 身体運動をやり遂げるためのトレーニングの不足
- ☐ 資源の不足（時間，金，仲間付き合い，施設）
- ☐ 動機づけ／興味の不足

消耗性 **疲労**

Fatigue

■ 定義

抗しがたい，持続する力つきた感覚，および通常のレベルでの身体的・精神的な作業能力の低下

■ 診断指標

●診断の手がかり
- [ ] 間断なく続く効しがたいエネルギーの不足を言葉に出す
- [ ] 日常生活行動を維持するためのエネルギーの不足（身体活動，必要な職務；作業能力の低下）

●支持手がかり
- [ ] 休息要求の増加；睡眠後でさえエネルギーを回復することができない
- [ ] 眠い，疲れている，大儀そう
- [ ] イライラしている
- [ ] 身体的な訴えの増加
- [ ] 集中力の低下
- [ ] リビドーの減退
- [ ] 周囲に対する関心の消失
- [ ] 責任を果たし続けられないことに対する罪悪感

■ 原因・関連因子

●生理的因子
- [ ] 睡眠剥奪
- [ ] 身体状態の不良
- [ ] 栄養不良
- [ ] さらなる身体労作の増大

●心理的因子
- [ ] ストレス
- [ ] 不安
- [ ] 抑うつ
- [ ] 退屈なライフスタイル

●状況因子
- [ ] 否定的な人生の出来事
- [ ] 職業

●環境因子
- [ ] 睡眠中の照明, 騒音
- [ ] 湿度
- [ ] 温度

■ リスクの高い人びと

- [ ] 貧血
- [ ] 病気の状態
- [ ] 妊娠

気分転換活動 不足
Deficient Diversional Activity

■ 定義*

レクリエーションのための活動または余暇活動への参加の減少

■ 診断指標

●診断の手がかり
- ☐ 読む物がほしい，何かをしたいなどと意思表示する
- ☐ 倦怠感，または日中に居眠りしているなどの報告がある

●支持手がかり
- ☐ いつも行っている趣味の活動ができないと述べる（例：入院中）

■ 原因・関連因子

- ☐ 長期の入院による感情鈍麻
- ☐ 気分転換活動を行えない環境

■ リスクの高い人びと

- ☐ 頻繁で長期に及ぶ治療
- ☐ 長期間の疾患
- ☐ 高位の仕事そして／または家族による要求

＊訳注：〈NANDA-I 看護診断 2009-2011〉の定義では"レクリエーション（元気回復）のための活動または余暇活動に対する刺激（または興味や期待）の減少"となっている

身体 **可動性** 障害（レベルを特定する）
Impaired Physical Mobility (Specify Level)

■ 定義*

その環境のなかで，自立し目的に適った身体運動の制限

■ 診断指標

●診断の手がかり
- □ 物理的環境の中で意図的に移動することができない
- □ 通常の活動での姿勢の不安定さ[N](p.75 参照)
- □ 筋肉のコントロール，強さまたは量の減少

●支持手がかり
- □ 歩行の変化[N]（例：歩く速度の低下，一歩目を踏み出すのが困難，小股歩き，足を引きずる，大きく横に身体姿勢が揺れ動く）
- □ 運動を始めるのをしぶる（例：恐怖，不十分な自己有効感）
- □ 運動に代わるものに注意を奪われる[N]（例：活動への固執，他人の行動に関心を示すことが増える，行動を統制する，病気になる前または障害を負う前の自分の活動に焦点をあてる）

●機能的レベル分類
Level Ⅰ：器材または装置の使用が必要
Level Ⅱ：他者の手助け，監督，または指導が必要
Level Ⅲ：他者の手助けと，器材または装置が必要
Level Ⅳ：すべてを依存している；自分から活動に参加しない

■ 原因・関連因子

- □ 活動耐性の低下（例：労作性の息切れ，循環器系の耐性の制限）

- ☐ 関節硬直または拘縮（関節可動域の制限）
- ☐ 疼痛，不快感
- ☐ 筋・骨格系の障害（例：骨格構造の統合性の喪失）
- ☐ 筋・神経系の障害（例：微細／粗大運動技能の実施能力の制限，ぎくしゃくしたまたは協調しない運動，運動因性の振戦）
- ☐ 認識・感覚・知覚機能の障害（例：反応時間の遅れ）
- ☐ 抑うつ気分状態または不安
- ☐ 坐位中心のライフスタイル，不使用，体力減退
- ☐ 体容量指数（BMI）が年齢相応のパーセンタイル値より75大きい
- ☐ 指示された運動の制限（例：身体的または化学療法上の制限，床上安静の指示，運動を制限するような機械式器材の使用，治療上の身体不動）

＊訳注：〈NANDA-I 看護診断 2009-2011〉の定義では"その環境のなかで"の部分が，"身体の，あるいは1つまたはそれ以上の四肢の"と変更されている

歩行 障害（レベルを特定する）
Impaired Walking (Specify Level)

■ 定義*

足（または装具，例：杖，松葉杖，歩行器）で環境内を自立して運動することの制限

■ 診断指標

●診断の手がかり
以下の1つまたはそれ以上の手がかり（特徴）がある
- ☐ 階段を昇る能力の障害N (p.75 参照)
- ☐ 必要なだけの距離を歩く能力の障害N
- ☐ 上り坂を上る，下り坂を下る能力の障害N
- ☐ 凹凸のある路面を歩く能力の障害N
- ☐ 歩道にある縁石を越えて進む能力の障害N

●機能的レベル分類
Level Ⅰ：器具または装具を使用する必要がある（杖，松葉杖，歩行器）
Level Ⅱ：他者の援助，介助，監督，または指導が必要
Level Ⅲ：他者の援助と，器材または装置が必要
Level Ⅳ：全面的に依存している；活動に参加しない

■ 原因・関連因子

なし

■ リスクの高い人びと

- ☐ 著しい肥満
- ☐ 感覚-運動機能の喪失

| □ 重篤な関節炎 | □ 著しい虚弱 |

＊訳注：〈NANDA-I 看護診断 2009-2011〉の定義では"足（または装具，例：杖，松葉杖，歩行器）で"の部分が単に"足で"となっている

車椅子 **移動** 障害

Impaired Wheelchair Mobility

■ 定義

環境内での車椅子の自立した操作の制限

■ 診断指標

●診断の手がかり
以下の1つまたはそれ以上の手がかり（特徴）がある
- ☐ 平坦な平面または凹凸のある路面で，手動または電動の車椅子を操作する能力の障害[N](p.75 参照)
- ☐ 傾斜のある路面（上り，下り）で，手動または電動の車椅子を操作する能力の障害[N]
- ☐ 車椅子を操作して，歩道にある縁石を越えて進む能力の障害[N] 手動の――／電動の――

■ 原因・関連因子

なし

■ リスクの高い人びと

- ☐ 感覚または神経筋の機能喪失（例：脊髄損傷，筋ジストロフィー，脳血管障害）
- ☐ 著しい虚弱
- ☐ 重篤な関節炎

床上 **移動** 障害（レベルを特定する）

Impaired Bed Mobility (Specify Level)

■ 定義

ベッド上での1つの体位から別の体位への自立した移動の制限

■ 診断指標

●診断の手がかり

以下の1つまたはそれ以上の手がかり（特徴）がある

- □ 反対側への体位変換能力の障害[N](p.75参照)
- □ 仰臥位から座位，または座位から仰臥位へ移動する能力の障害[N]
- □ ベッド上で「すばやく」動き，自分で元の位置に戻る能力の障害[N]ベッド上で「サッ」と動く，すなわち自分で体位変換する能力の障害
- □ 仰臥位から腹臥位，または腹臥位から仰臥位へ移動する能力の障害[N]
- □ 仰臥位から長時間の座位へ移動する能力の障害[N]，または長時間の座位から仰臥位へ移動する能力の障害

●機能的レベル分類

Level Ⅰ：器材または装置の使用が必要
Level Ⅱ：他者の援助，介助，監督，または指導が必要
Level Ⅲ：他者の援助と，器材または装置が必要
Level Ⅳ：全面的に依存している；活動に参加しない

■ 原因・関連因子

なし

■ リスクの高い人びと

- ☐ 麻痺
- ☐ 著しい虚弱
- ☐ 昏睡
- ☐ 著しい肥満

移乗能力障害（レベルを特定する）
Impaired Transfer Ability (Specify Level)

■ 定義

隣接する2つの平面間の自立した移動の制限

■ 診断指標

●診断の手がかり
以下の1つまたは、それ以上の手がかり（特徴）がある：
- [ ] ベッドから椅子へ、椅子からベッドへ移乗できない[N](p.75参照)
- [ ] 洋式トイレまたは洋式室内便器（コモード）に乗り降りできない[N]
- [ ] 浴槽またはシャワーに出入りできない[N]
- [ ] 高さの違う平面間を移乗できない[N]
- [ ] 椅子から自動車、または自動車から椅子へ移乗できない[N]
- [ ] 椅子から床面へ、または床面から椅子へ移乗できない[N]
- [ ] 立位から床面、または床面から立位へ移乗できない[N]

●機能的レベル分類
Level Ⅰ：器材または装置の使用が必要
Level Ⅱ：他者の援助、介助、監督、または指導が必要
Level Ⅲ：他者の援助と、器材または装置が必要
Level Ⅳ：全面的に依存している；活動に参加しない

■ 原因・関連因子

なし

■ リスクの高い人びと

- ☐ 麻痺
- ☐ 著しい虚弱
- ☐ 肢切断
- ☐ 末梢感覚喪失
- ☐ 著しい肥満

徘徊

Wandering

定義*

とりとめなく，だらだらとした，目的のない，繰り返しの多い，危害にさらす移動のこと；この移動は，境界や制限，または障害物と無関係であることが多い；散発的であるか継続的である

診断指標

- □ 何度も同じ行き先に再訪問し，あちこちに頻回または持続的に移動する[N](p.75 参照)
- □ 「行方不明」または得難い人々を探して持続的に移動する[N]何かを探して
- □ でたらめに移動する[N]
- □ 許可されていない場所，あるいは個人の所有する場所へ移動する[N]
- □ 意図もなく家屋敷を離れ，移動する[N]
- □ 明らかな行き先もなく長期間移動する[N]
- □ 落ち着きなく移動する[N]，またはペーシング[N]落ち着かない様子でせかせかと行きつ戻りつする
- □ 慣れ親しんだ生活環境のなかで重要な目印に移動することができない[N]
- □ 移動を容易に思いとどまることができない[N]，または転換することができない移動
- □ 介護者が移動する背後に追従する，または影のように付き従う（シャドウイング）[N]
- □ 不法侵入する[N]　　□ 多動
- □ くまなくしらみつぶしにする，あるいは捜し求める行動[N]くまなくしらみつぶしにする行動
- □ 移動しない期間（例：立っている，座っている，寝ている）に点在

- [ ] する移動[N]
- [ ] これまであったいろいろな出来事を忘れる

■ 原因・関連因子

- [ ] 認知障害，特に記憶障害と想起障害，見当識障害，不十分な視界構成能力（または視覚空間能力），言語障害（主に豊かな表現能力）
- [ ] 皮質萎縮
- [ ] 病前の行動（例：外向的，社交的な性格；病前の認知症）
- [ ] 慣れ親しんだ人々や環境からの分離
- [ ] 鎮静
- [ ] 欲求不満，不安，倦怠，抑うつ（興奮）
- [ ] 社会的または身体的に刺激過剰な／刺激に乏しい環境
- [ ] 生理的状態またはニード（例：飢え／口渇，疼痛，排尿，便秘）
- [ ] 時刻

＊訳注：〈NANDA-I 看護診断 2009-2011〉の定義には，末尾の"散発的であるか継続的である"の部分はない

PATTERN 04 ● 活動-運動パターン

不使用性シンドローム リスク状態
Risk for Disuse Syndrome

■ 定義

指示による，または避けられない筋・骨格系の不滑動性のために，身体の各種系統の悪化の危険がある状態

■ 危険因子

- ☐ 麻痺[N](p.75 参照)
- ☐ 機械的な原因による体動不能*[N]（例；下半身のギブス，脚牽引，輸液チューブ）
- ☐ 体動制限の指示[N]
- ☐ 重度の疼痛[N]
- ☐ 意識レベルの変調[N]
- ☐ 重度のうつ状態

＊原注：体動不能による合併症には，褥瘡（圧迫潰瘍），便秘，呼吸器系分泌物の貯留，血栓症，尿路感染症そして／または尿閉，体力および耐性の低下，起立性低血圧，関節運動域の縮小，見当識障害，ボディイメージの混乱，無力などが含まれる

関節拘縮 リスク状態^G
Risk for Joint Contractures

■ 定義

可動関節（背部，頭部，上下肢）の腱の短縮を招く危険因子の存在

■ 危険因子

- [ ] 姿勢にかかわる随意筋支配の喪失
- [ ] 座位または横臥位で長期にわたる関節の屈曲
- [ ] 痙縮
- [ ] 体動時の疼痛，または不快感の報告
- [ ] 指示された関節可動域の制限（例：ギブス固定，牽引）
- [ ] 心理・社会的因子または認識の不足から生じていると思われる異常姿勢

全体的セルフケア不足（レベルを特定する）[G]
Total Self Care Deficit (Specify Level)

■ 定義

自力で食事，入浴，排泄，更衣，整容を完全に遂行できない

■ 診断指標

●診断の手がかり
- [ ] 自分で食事，入浴，トイレ（排泄），更衣，整容ができないことが観察される，または根拠のある報告がある（セルフケア不足関連の「定義」を参照のこと p.193-201）

●機能的レベル分類
Level Ⅰ：器材または装置の使用が必要
Level Ⅱ：他者の援助，介助，監督，または指導が必要
Level Ⅲ：他者の援助と，器材または装置が必要
Level Ⅳ：全面的に依存している；セルフケア活動に参加しない

■ 原因・関連因子

- [ ] 活動耐性の低下，体力の低下そして／または持久力の低下
- [ ] 疼痛または不快感
- [ ] 非代償性の知覚-認知障害（特定する）
- [ ] 非代償性の神経・筋系の障害（特定する）
- [ ] 非代償性の筋・骨格系の障害（特定する）
- [ ] 強い不安
- [ ] 抑うつ
- [ ] 環境上の障壁

入浴 **セルフケア不足** *（レベルを特定する）

Bathing Self Care Deficit (Specify Level)

■ 定義

自分自身のための入浴行動と清潔行動を遂行する，または完遂する能力の障害．

■ 診断指標

●診断の手がかり
- [ ] 身体を洗うことができない^{N(p.75 参照)} または身体各部位を洗うことができない

上記の他に，以下の1つまたはそれ以上の手がかり（特徴）がある：
- [ ] 水を獲得することができない
- [ ] 水資源を入手することができない^N（浴槽，シャワー，シンク）
- [ ] 水温または流水量を調整できない^N風呂の湯を調節できない

●機能的レベル分類
Level Ⅰ：器材または装置の使用が必要
Level Ⅱ：他者の援助，介助，監督，または指導が必要
Level Ⅲ：他者の援助と，器材または装置が必要
Level Ⅳ：全面的に依存している；自分ひとりでは入浴または清潔に関われない

■ 原因・関連因子

- [ ] 活力耐性の低下，体力の低下そして／または持久力の低下
- [ ] 疼痛または不快感
- [ ] 非代償性の知覚-認知障害（特定する）
- [ ] 非代償性の神経・筋系の障害（特定する）

- [ ] 非代償性の筋・骨格系の障害（特定する）
- [ ] 強い不安
- [ ] 動機づけの減衰または欠如
- [ ] 抑うつ
- [ ] 環境上の障壁

＊訳注：〈NANDA-I 看護診断　定義と分類 2009-2011〉から，以前の「入浴／清潔セルフケア不足 Bathing-Hygiene ──」がこの診断ラベル名に変更されている

更衣 セルフケア不足 *(レベルを特定する)

Dressing Self Care Deficit (Specify Level)

■ 定義

自分自身のための更衣行動および整容行動を遂行する，または完遂する能力の障害

■ 診断指標

●診断の手がかり
以下のことができない：
- □ 衣類の選択ができない N(p.75 参照)
- □ 衣類を手に取ることができない N——つまみあげる——
- □ 上半身の衣類を羽織れない／脱げない N
- □ 下半身の衣類を履けない／脱げない（靴下や靴を履くこと）N
- □ 衣類のベルト，ボタンを留められない N，ジッパーを使用できない N

●支持手がかり
- □ 衣類を出し入れすることができない（状況によって）
- □ 見苦しくない程度に外観を維持できない N満足のいくレベルに——

●機能的レベル分類
Level Ⅰ：器材または装置の使用が必要
Level Ⅱ：他者の援助，介助，監督，または指導が必要
Level Ⅲ：他者の援助と，器材または装置が必要
Level Ⅳ：全面的に依存している；自分ひとりでは更衣または整容に関われない

原因・関連因子

- ☐ 活力耐性の低下，体力の低下そして／または持久力の低下（弱点または疲労）
- ☐ 疼痛または不快感
- ☐ 非代償性の知覚-認知障害（特定する）
- ☐ 非代償性の神経・筋系の障害（特定する）
- ☐ 非代償性の筋・骨格系の障害（特定する）
- ☐ 強い不安
- ☐ 環境上の障壁
- ☐ 状況的抑うつ
- ☐ 動機づけの減衰または欠如

＊訳注：〈NANDA-I 看護診断　定義と分類 2009-2011〉から，以前の「更衣／整容セルフケア不足 Dressing-Grooming ——」がこの診断ラベル名に変更されている

摂食セルフケア不足（レベルを特定する）
Feeding Self Care Deficit (Specify Level)

■ 定義

自分自身のための食事行動を遂行する，または完遂する能力の障害

■ 診断指標

●診断の手がかり
- ☐ 食物を容器から口まで運ぶことができない[N](p.75 参照)

●支持手がかり
- ☐ 食物摂取のために食物を準備することができない[N]——調理する——
- ☐ 容器を開けることができない[N]
- ☐ 食器の上に食物をとれない[N]，また食器類を扱うことができない
- ☐ 器やコップを持ち上げることができない[N]
- ☐ 食事を最後までやり終えることができない[N]
- ☐ 社会的に受け入れられている方法で食物を摂取できない[N]
- ☐ 食物を安全に摂取できない[N]
- ☐ 十分な量の食物を摂取できない[N]

●機能的レベル分類
Level Ⅰ：器材または装置の使用が必要
Level Ⅱ：他者の援助，介助，監督，または指導が必要
Level Ⅲ：他者の援助と，器材または装置が必要
Level Ⅳ：全面的に依存している；自分ひとりでは摂食に関われない

原因・関連因子

- ☐ 活力耐性の低下，体力の低下および／または持久力の低下
- ☐ 疼痛または不快感
- ☐ 非代償性知覚-認知障害（特定）
- ☐ 非代償性の神経・筋系の障害（特定する）
- ☐ 非代償性の筋・骨格系の障害（特定する）
- ☐ 強い不安   ☐ 環境上の障壁
- ☐ 状況的抑うつ
- ☐ 動機づけの減衰／または欠如

排泄 セルフケア不足（レベルを特定する）
Toileting Self Care Deficit (Specify Level)

■ 定義

自分自身のための排泄行動を遂行する，または完遂する能力の障害

■ 診断指標

●診断の手がかり
- [ ] トイレまたは洋式室内便器（コモード）まで行くことができない[N]
  (p.75 参照)
- [ ] 排泄後の清潔行為を正しく行えない[N]
- [ ] 排泄するために，衣類をうまく扱えない[N]
- [ ] トイレまたは洋式室内便器から立ち上がれない[N]

●支持手がかり
- [ ] トイレまたは洋式室内便器に座れない[N]
- [ ] トイレまたは洋式室内便器（コモード）を水洗できない[N]

●機能的レベル分類
Level Ⅰ：器材または装置の使用が必要
Level Ⅱ：他者の援助，介助，監督，または指導が必要
Level Ⅲ：他者の援助と，器材または装置が必要
Level Ⅳ：全面的に依存している；自分ひとりでは排泄に関われない

■ 原因・関連因子

- [ ] 移動能力の不足
- [ ] 活力耐性の低下，体力の低下および／または持久力の低下

PATTERN 04 ● 活動-運動パターン

- ☐ 疼痛または不快感
- ☐ 非代償性の知覚-認知障害（特定する）
- ☐ 非代償性の神経・筋系の障害（特定する）
- ☐ 非代償性の筋・骨格系の障害（特定する）
- ☐ 強い不安   ☐ 抑うつ
- ☐ 環境上の障壁

発達遅延：セルフケア技能 （レベルを特定する）^G*

Developmental Delay: Self Care Skills (Specify Level)

■ 定義

セルフケア技能が同一年齢集団の水準になく，逸脱していること

■ 診断指標

●診断の手がかり
- [ ] その年齢または発達水準に相応のセルフケア技能を実行するのが困難，または遅れる（食事，入浴，清潔，排泄，更衣，整容）

●支持手がかり
- [ ] 無感動
- [ ] 大儀そう
- [ ] 反応の低下

■ 原因・関連因子

- [ ] 刺激の不足した環境（社会的，物理的）
- [ ] 環境上の欠陥および刺激の不足
- [ ] 不十分な世話
- [ ] 無関心
- [ ] 一貫性のない反応
- [ ] 多人数の介護者
- [ ] 分離（重要他者からの）
- [ ] 身体的障害の影響
- [ ] 処方への依存（他者にしてもらうようにとの指示）

＊訳注：「成長発達遅延」（p.203）を参照

術後回復 遅延

Delayed Surgical Recovery

■ 定義

生命・健康・安寧を維持する活動を開始し，実施するのに必要とする術後日数の増加

■ 診断指標

- □ あちこち動き回ることが困難
- □ セルフケアを行うのに助けを必要とする
- □ 倦怠感（消耗性疲労）　　□ 疼痛または不快感の訴え
- □ 仕事や遊び（子どもの）の再開を延期する
- □ 回復にもっと多くの時間が必要だと自覚する
- □ 手術部位の治癒過程が中断されている徴候がある（例：発赤，硬化，液体の排出，身体を動かさない）

■ 原因・関連因子

(この診断は，他の問題を生じさせている原因因子として記載されるかもしれない)

成長発達 遅延*

Delayed Growth and Development

■ 定義

同一年齢集団の水準からの逸脱

■ 診断指標

- ☐ 同一年齢集団に特有のスキル（運動，社会，表現）の遂行遅延または困難
- ☐ 身体的成長の変調
- ☐ 年齢に相応のセルフケアまたはセルフコントロール活動を適切に遂行できない

■ 原因・関連因子

- ☐ 不十分な世話
- ☐ 無関心
- ☐ 一貫性のない反応
- ☐ 複数の世話をする人
- ☐ 分離（重要他者からの）
- ☐ 環境上の欠陥および刺激の不足
- ☐ 身体的障害の影響
- ☐ 他者にしてもらうようにとの指示がある

*参照：「発達遅滞：社会的技能」「言語技能」「コミュニケーション技能」

発達 遅延リスク状態*
Risk for Delayed Development

定義

社会的行動または自己調整行動，あるいは認識的技能・言語技能・粗大または微細運動技能の1つ以上の領域で，25％以上の遅滞の危険がある状態

危険因子

●出生前の因子
- [ ] 母親の年齢が15歳未満か35歳以上
- [ ] 物質乱用
- [ ] 遺伝的または内分泌の異常
- [ ] 母性の不十分な栄養摂取
- [ ] 出生前ケアが遅すぎる，へた，または不足
- [ ] 読み書きができない，貧困

●生理的因子
- [ ] 栄養不良，成長不全
- [ ] 痙攣発作
- [ ] 薬物スクリーニング検査で陽性
- [ ] 頭部損傷（例：出生直後の頭蓋内出血，揺さぶられっ子症候群，虐待，事故）
- [ ] 視力または聴覚障害，または頻回に繰り返す中耳炎
- [ ] テクノロジーへの依存
- [ ] 鉛中毒
- [ ] 未熟性
- [ ] 化学療法，放射線照射治療

●心理的因子
- [ ] 剥奪
- [ ] 暴力
- [ ] 行動障害
- [ ] 自然災害（天災）
- [ ] 介護者の精神疾患，精神遅滞，重度の学習障害
- [ ] 里子または養子

＊参照：「発達遅滞：社会的技能」「言語技能」「コミュニケーション技能」

成長 不均衡リスク状態
Risk for Disproportionate Growth

■ 定義

2つの方法を比較検討して，その年齢における百分位数* が第 97 位より大きいか，または第 3 位より小さい成長である危険性のある状態（不相応な成長）

■ 危険因子

●出生前の因子
- □ 先天性または遺伝的障害
- □ 多胎
- □ 母親の物質の使用または乱用
- □ 母親の栄養状態
- □ 催奇形性要因への曝露

●生理的因子
- □ 栄養不良
- □ 食欲不振
- □ 感染
- □ 鉛中毒
- □ 不適切な摂食行動
- □ 飽くことのない食欲
- □ 慢性疾患
- □ 未熟

●心理的因子
- □ 剥奪
- □ 天災
- □ 介護者の精神疾患，精神遅滞，重度の学習障害
- □ 暴力
- □ 介護者の虐待

＊訳注：全体を 100 分割した場合のそれぞれの境界値

家事家政 障害
Impaired Home Maintenance

■ 定義

安全で成長を促す身辺環境を自立して維持不能（軽度，中等度，重度，潜在的か慢性的かを特定する）

■ 診断指標

●診断の手がかり

- □ 家政に従事する家族が，家庭内を快適に保つのが困難だと表明している
- □ 家政に従事する家族が，家庭維持管理の手助けを要求する

以下の1つまたはそれ以上が該当する：

- □ 散らかった環境；非衛生であるために起こる混乱を繰り返す，寄生生物の侵入または感染
- □ 悪臭；汚物，食べ残し，またはゴミの堆積
- □ 不適切な室温；洗っていない，または利用できないままの調理器具，衣服または寝具
- □ 過度に負担を負った家族（例：疲弊した，不安な家族）
- □ 必要な器材または補助具がない　□ 寄生虫またはネズミ類の出現
- □ 家政に従事する家族が，未払いの負債または経済的危機について述べる

■ 原因・関連因子

- □ 個人または家族の疾病または身体損傷
- □ 不十分なサポートシステム
- □ 不十分な家族統合または家族計画
- □ 不十分な資金，未払いの負債，経済的危機

- [ ] 近隣にある資源を熟知していない
- [ ] 認知的，または情緒的機能の障害
- [ ] 知識不足（領域を特定する）　　[ ] 役割モデリングの欠如

■ リスクの高い人びと

- [ ] 倦怠感を伴う慢性的な衰弱性疾患
- [ ] 家事家政の役割モデルが欠如していた前歴

人工換気離脱 困難反応
Dysfunctional Ventilatory Weaning Response

■ 定義

ベンチレーターによる機能的換気の補助レベルを低下させるウィーニングプロセス（人工換気離脱過程）を中断したり，長期化させ適応できない状態（軽度，中等度，重度）

■ 診断指標

●診断の手がかり
●軽度
- ☐ 人工呼吸器による換気補助レベルを低下させることに対する次のような反応：
  - ◇ 落ち着きがない
  - ◇ 通常より軽度に呼吸数が増加する

そして，以下の一つまたはそれ以上の報告がある，または観察される：
- ☐ 酸素がもっと必要だという要求，呼吸不快感，倦怠感，軽い興奮（イライラ感）を表明している
- ☐ 起こりうる機械故障についての疑念
- ☐ 呼吸への精神集中の増大

●中等度
- ☐ 人工呼吸器による換気補助レベルを低下させることに対する次のような反応：
  - ◇ 血圧が基底状態よりも軽度に上昇する（＜20 mmHg 以下）
  - ◇ 心拍数が基底状態よりも軽度に増加する（＜20 回/分）
  - ◇ 呼吸数が基底状態よりも多く増加する（＜5 回/分）

上記の他に，以下の1つまたはそれ以上の手がかり（特徴）がある
- ☐ 活動に対する強い警戒心　　☐ 指導に反応できない
- ☐ 人工呼吸器に対して協調運動ができない

- ☐ 不安感　　　　　　　　　☐ 発汗
- ☐ 見開いた眼（眼をカッと見開いた形相）
- ☐ 聴診により，空気の流入音の減衰を聴取
- ☐ 顔色の変化（蒼白，軽度のチアノーゼ）
- ☐ 補助呼吸筋の軽度使用

●重度

人工呼吸器による換気補助レベルを低下させることに対する次のような反応：
- ☐ 興奮
- ☐ 動脈血ガス分析値が最新の基底状態値よりも悪化している
- ☐ 血圧が基底状態値より高く上昇する（＜20 mmHg 以上）
- ☐ 心拍数が基底状態値より多く増加する（20 回/分以上）
- ☐ 呼吸数が基底状態値より著明に増加する

上記の他に，以下の1つまたはそれ以上の手がかり（特徴）がある
- ☐ おびただしい発汗　　　　☐ 補助呼吸筋の最大使用
- ☐ 浅い，あえぐような呼吸　☐ 奇異腹式呼吸
- ☐ 人工呼吸器に対して協調運動ができない
- ☐ 意識レベルの低下
- ☐ 呼吸副雑音，気道内分泌物による異常音の聴取
- ☐ チアノーゼ

●支持手がかり
- ☐ 1週間以上，人工呼吸器に依存していた既往歴
- ☐ 度重なる不成功に終わったウィーニングの試みの前歴

原因・関連因子

●生理的因子
- ☐ 非効果的気道浄化　　　　☐ 睡眠パターン混乱
- ☐ 不十分な栄養摂取
- ☐ コントロールできない疼痛または不快感

●心理的因子
- ☐ 知識不足（ウィーニング過程についての，患者役割についての）
- ☐ ウィーニングをする能力が自分にはないと思い込んでいる患者

- ☐ 動機づけの減衰
- ☐ 不安：中等度，重度の
- ☐ 絶望
- ☐ 看護師に対する不十分な信頼
- ☐ 自己尊重の低下
- ☐ 恐怖
- ☐ 無力感

●状況因子
- ☐ 管理されていない一時的なエネルギー要求または問題
- ☐ 人工呼吸器の換気補助を減少させる速度が不適当
- ☐ 不十分な社会的援助
- ☐ 有害な環境（例：騒音が強く活気のある環境；病室内での否定的な出来事；看護師数／患者数の比率が低い；ベッドサイドに看護師がいない時間の拡大；不慣れな看護スタッフ）

■ リスクの高い人びと

- ☐ 人工呼吸器に依存している期間が長い
- ☐ 重度の慢性肺疾患

自発換気 障害
Impaired Spontaneous Ventilation

■ 定義

生命を維持するのに適した呼吸を自分では維持できなくなる結果を招くエネルギー備蓄の減少

■ 診断指標

- □ 呼吸困難
- □ 落ち着きのなさの増加
- □ 呼吸補助筋使用の増加
- □ 心拍数の増加
- □ 動脈血炭酸ガス分圧の上昇
- □ 代謝率の上昇
- □ 不安感
- □ 1回換気量の減少
- □ 動脈血酸素分圧の低下
- □ 動脈血酸素飽和度の低下

■ 原因・関連因子

- □ 代謝因子(特定する)
- □ 呼吸筋の疲労

非効果的 **気道浄化**
Ineffective Airway Clearance

■ 定義*

分泌物または閉塞物を気道から効果的に取り除くことが不可能な状態

■ 診断指標

●診断の手がかり
- [ ] 呼吸副雑音[N](p.75 参照)（位置を特定する）：ラ音，水泡音，喘鳴
- [ ] 気道を浄化できない；効果のない咳嗽[N]または咳嗽の消失

進行すると：
- [ ] 息切れまたは呼吸困難[N]の報告
- [ ] 頻回な吸引の必要[N大量の喀痰]
- [ ] 呼吸数の増加（頻呼吸）または深さの変化[N呼吸数の変化／呼吸リズムの変化]
- [ ] 呼吸音の減弱[N]
- [ ] 血中酸素の低下

●支持手がかり
- [ ] 安静時呼吸困難または労作性呼吸困難[N呼吸困難]
- [ ] 血中炭酸ガスの過剰
- [ ] チアノーゼ[N]

■ 原因・関連因子

- [ ] 効果のない咳嗽
- [ ] かなり粘稠な分泌物
- [ ] エネルギーの減少または消耗性疲労
- [ ] 疼痛（領域を特定する）
- [ ] 人工的な気道の存在

■ リスクの高い人びと

- ☐ 気道閉塞
- ☐ 外傷
- ☐ 気管-気管支の感染
- ☐ 知覚または認知障害

＊訳注：〈NANDA-I 看護診断 2009-2011〉の定義では，冒頭に"きれいな気道を維持するために"と補われている

非効果的 呼吸パターン
Ineffective Breathing Pattern

■ 定義

適切な換気をもたらさない吸気，そして／または呼気

■ 診断指標

●診断の手がかり

- 息切れ／呼吸困難[N](p.75 参照) の報告
- 安静時または労作時呼吸困難[N呼吸困難]
- 呼吸数[N頻呼吸]そして／または呼吸の深さの変調[N]
- 呼吸補助筋の使用[N]
- 呼吸の回数／最小回数
  ◇ 乳児：＜25，または＞60
  ◇ 1-4歳：＜20，または＞30
  ◇ 5-14歳：＜14，または＞25
  ◇ 14歳以上-成人：≦11以上または＞24
- 呼吸の深さ[N分時換気量の減少]
  ◇ 成人の1回換気量：500 ml（安静時）
  ◇ 幼児の1回換気量：6-8 ml/kg
- プロトロンビン時間比
- 肺活量の減少[N]
- 鼻翼の開大
- 不安または心配を感じているとの報告
- 吸気圧の減少[N]／呼気圧の減少[N]
- 分時換気量の減少[N]

●支持手がかり

- 口すぼめ呼吸[N]
- 胸壁運動の減弱，延長した呼息相[N胸隔往復運動の変調]

- ☐ チアノーゼ
- ☐ 鼻翼の開大
- ☐ 振盪音
- ☐ 3点支持姿勢[N]
- ☐ 起坐呼吸[N]
- ☐ 動脈血ガスの異常
- ☐ 胸郭前後径の増大[N]

■ 原因・関連因子

- ☐ 不安
- ☐ エネルギーの減衰または消耗性疲労
- ☐ 疼痛
- ☐ 知識不足(代償性呼吸パターン)
- ☐ 骨の変形
- ☐ 脊髄損傷
- ☐ 呼吸筋の疲労
- ☐ 肥満
- ☐ 体位

■ リスクの高い人びと

- ☐ 神経・筋系-筋・骨格系の障害(例:脊髄損傷,骨の変形,神経系の未熟性)
- ☐ 知覚または認知障害
- ☐ 胸郭の変形
- ☐ 低換気症候群
- ☐ 呼吸筋の疲労
- ☐ 過換気

ガス交換障害*

Impaired Gas Exchange

定義

肺胞-毛細血管膜における酸素化そして/または炭素ガス排泄の過剰あるいは不足

診断指標

- ☐ 息切れまたは呼吸困難の報告
- ☐ 呼吸数,リズム,深さの異常(特定する)
- ☐ 呼吸困難
- ☐ 血中酸素の減少
- ☐ 血中炭酸ガスの過剰
- ☐ 血液ガス分析値の異常,動脈血 pH の異常
- ☐ 皮膚の色調の異常(蒼白,黒みがかる,チアノーゼ)
- ☐ 発汗
- ☐ 視力障害
- ☐ 頻脈
- ☐ 落ち着きがない,不安
- ☐ 錯乱,傾眠,イライラ(焦燥)感
- ☐ 覚醒時の頭痛

原因・関連因子

- ☐ 換気-循環の不均衡
- ☐ 肺胞-毛細血管の変化

*原注:この診断を行う場合,医学的診断がついているならそれを参照すること

心拍出量 減少*

Decreased Cardiac Output

■ 定義

心臓によって拍出される血液が身体の代謝需要を満たすには不十分である状態

■ 診断指標

●心拍数／リズムの変調
- □ 不整脈（頻脈，徐脈）
- □ 心悸亢進
- □ 心電図の変化

●前負荷の変調
- □ 頸静脈怒張
- □ 倦怠感（消耗性疲労）
- □ 浮腫
- □ 心雑音
- □ 中心静脈圧（CVP）の上昇／低下
- □ 肺動脈楔入圧（PAWP）の上昇／低下
- □ 体重増加

●後負荷の変調
- □ 冷たい／湿った皮膚
- □ 息切れ／呼吸困難
- □ 尿量の減少
- □ 毛細血管充満時間の延長
- □ 末梢脈拍数の減少
- □ 血圧値の変動
- □ 全身血管抵抗（SVR）の上昇／低下
- □ 肺血管抵抗（PVR）の上昇／低下
- □ 皮膚の色調の変化（蒼白）

●心筋収縮性の変調
- □ 水泡音
- □ 咳嗽
- □ 起坐呼吸／発作性夜間呼吸困難
- □ 心拍出量＜4 L／分
- □ 心係数＜2.5 L／分

- ☐ 駆出率の低下
- ☐ 1回拍出係数（SVI）
- ☐ 左室1回仕事量（LVSWI）の低下
- ☐ S3心音またはS4心音

●行動指標／情動指標
- ☐ 落ち着きがない
- ☐ 不安

原因・関連因子

（〈NANDA-I 看護診断〉に列記される関連因子は，上記の診断指標の見出し項目*と同じである）

＊原注：この診断を行う場合，医学的診断がついているならそれを参照すること
＊訳注：すなわち，「心拍出量の変調」「心拍リズムの変調」「後負荷の変調」「心筋収縮性の変調」「前負荷の変調」で，これに「1回拍出量の変化」が加えられている

非効果的 **組織循環**（タイプを特定する）**
Ineffective Tissue Perfusion (Specify Type)

■ 定義

組織を栄養できないという結果をもたらす毛細血管レベルでの血液供給（栄養摂取と酸素化）の減少（領域を特定する：脳, 心肺, 腎, 胃腸, そして／または末梢）

■ 診断指標

●末梢：
- ☐ 四肢が冷たい
- ☐ 浮腫
- ☐ 四肢を下垂したとき青紫色になる；挙上すると蒼白になり, 下肢の色はもとに戻らない
- ☐ 動脈の拍動の減弱
- ☐ 皮膚表面の光沢；うぶ毛の欠如
- ☐ 萎縮した皮膚におおわれた円形瘢痕
- ☐ 伸長が緩徐で, 乾燥し, 肥厚した, もろい爪
- ☐ 跛行
- ☐ 四肢の血圧の変化
- ☐ 血管雑音の聴取
- ☐ 病変部分の治癒の遅延；壊疽

●腎：
- ☐ 血尿
- ☐ 乏尿または無尿
- ☐ 血中尿素窒素（BUN）／クレアチニン比の上昇

●消化管：
- ☐ 腸音が減弱または消失
- ☐ 嘔気
- ☐ 腹部膨隆
- ☐ 腹痛または腹部圧痛

●脳：
- ☐ 言語障害
- ☐ 瞳孔反射の変化
- ☐ 四肢の筋力低下または麻痺

- ☐ 精神状態の変化   ☐ 嚥下困難

●心肺：
- ☐ 毛細管再充満時間＞3秒   ☐ 動脈血ガス分析値の異常
- ☐ 胸痛，呼吸困難
- ☐ "今にも死にそう"という感覚
- ☐ 不整脈   ☐ 鼻翼の開大
- ☐ 胸部退縮
- ☐ 許容できる指標から外れた呼吸数

■ 原因・関連因子

- ☐ 動脈血流の断絶   ☐ 静脈血流の断絶
- ☐ 交換の問題
- ☐ 循環血液量減少症または循環血液量増多症

＊この診断を行う場合，医学的診断がついているならそれを参照すること
＊訳注：〈NANDA-I 看護診断　定義と分類 2009-2011〉では，この診断ラベルは「心臓組織循環減少リスク状態」（定義：心臓（冠動脈）への血液供給の減少の危険がある状態），「非効果的消化管組織循環リスク状態」（定義：消化管への血液供給の減少の危険がある状態），「非効果的腎臓組織循環リスク状態」（定義：健康を損なう可能性のある腎臓への血液供給の減少の危険がある状態），「非効果的脳組織循環リスク状態」（定義：脳への血液供給の減少の危険がある状態），「非効果的末梢組織循環」（定義：健康を損なう可能性のある末梢組織への血液循環の減少）とに細分された

自律神経反射異常亢進
Autonomic Dysreflexia

定義

第7胸髄（T7）またはそれ以上での脊髄損傷後に生じる，有害な刺激に対する，生命を脅かす抑制できない交感神経系の反応

診断指標

- [ ] 脊髄損傷（第7頸椎（T7）またはそれより上部）
- [ ] 特発性高血圧（血圧が突然，周期的に上昇する；収縮期血圧＞140 mmHg または拡張期血圧＞90 mmHg）
- [ ] 発汗（損傷部よりも上部）
- [ ] 頭痛（頭部のあちこちのび漫性疼痛；どの神経支配にも限局されない）
- [ ] 徐脈または頻脈（脈拍数＜60回/分以下または＞100回/分）
- [ ] 皮膚の紅斑（損傷部よりも上部）；皮膚の蒼白（損傷部よりも下部）
- [ ] 悪寒；立毛反射（皮膚が冷えると鳥肌がたつ）
- [ ] 感覚異常，視覚障害
- [ ] 結膜充血，鼻閉
- [ ] ホルネル症候群（瞳孔収縮，眼裂の部分的な下垂，眼球陥凹，ときに患側顔面の発汗消失）
- [ ] 口中の金属味
- [ ] 胸痛

原因・関連因子

- [ ] 膀胱の拡張
- [ ] 腸管の拡張
- [ ] 皮膚の炎症

自律神経反射異常亢進 リスク状態
Risk for Autonomic Dysreflexia

■ 定義

第6胸椎またはそれ以上に脊髄損傷や脊髄病変を有する者で，脊髄性ショックから回復しているが，生命を脅かす抑制できない交感神経系の反応の危険がある状態（第7および第8胸髄損傷の患者にみられる）

■ 危険因子

第6胸椎（T6）の損傷または病変のほかに，以下の疼痛刺激または過敏刺激（ひりひりする）のうち少なくとも1つが存在する：

● **身体的因子**
- □ 膀胱拡張，攣縮
- □ カテーテル導入
- □ 精巣上体炎（副睾丸炎），尿道炎，尿路感染症
- □ 便秘，浣腸，刺激（指による直腸診，器具使用による）
- □ 損傷部位よりも下部の疼痛刺激または過敏刺激（ひりひりする）
- □ 胃腸管の病変（例：胃潰瘍，食道の逆流）
- □ 腸管の拡張
- □ 便秘，宿便
- □ 指による消化管への刺激，浣腸
- □ 座薬
- □ 痔疾患
- □ 体温変動
- □ 月経，性交，射精
- □ 皮膚刺激（褥瘡，陥入趾爪，ドレッシング，火傷，皮疹，異所性骨）

● **状況因子**
- □ 体位の調整，関節可動域訓練，妊娠，分娩，出産，薬物反応（うっ血除去薬，交感神経模倣薬，血管収縮薬，麻薬退薬）
- □ 身体を拘束する衣服
- □ 骨折
- □ 深在静脈血栓
- □ 卵巣囊腫
- □ 外科手技

乳児突然死症候群 リスク状態
Risk for Sudden Infant Death Syndrome

定義*

乳児に突然死の危険因子の存在

危険因子

● 変更可能因子
- [ ] 腹臥位または側臥位で寝かされている乳児
- [ ] 出生前にそして／または生後にたばこの煙にさらされた胎児／乳児
- [ ] 過剰に加温された／重ね着をされた乳児
- [ ] 軟弱な床材／取り散らかっている睡眠環境
- [ ] 親による世話が遅すぎた，または親が世話をしない

● 一部変更可能因子
- [ ] 低出生体重児
- [ ] 未熟児
- [ ] 若すぎる母親の年齢

● 変更不可能因子
- [ ] 男性の性
- [ ] 民族性（例：母親がアフリカ系アメリカ人またはネイティブアメリカン）
- [ ] 乳児突然死症候群による死の季節特性（冬季および秋季に高率）
- [ ] 乳児月齢が 2-4 か月の間が乳児突然死症候群による死亡率が高い

*訳注：〈NANDA-I 看護診断 2009-2011〉の定義では，冒頭に"1歳以下の（乳児）"と補われている

乳児行動統合 障害
Disorganized Infant Behavior

■ 定義

環境に対する生理的な反応および神経行動的な反応の統合障害

■ 診断指標

● 生理／調節系
- ☐ イライラしている
- ☐ 自律神経系を抑制できない：
  - ◇ 心拍数（例：徐脈，頻脈，不整脈）
  - ◇ 呼吸数（例：緩徐呼吸，頻呼吸，無呼吸）
  - ◇ 皮膚の色（例：蒼白，チアノーゼ，斑紋，紅潮）
- ☐ 酸素飽和度の低下
- ☐ 摂食行動に耐えられない（例：誤嚥または嘔吐）
- ☐ "一時中止（タイムアウト）信号"（例：注視，把握反射，しゃっくり（吃逆），咳嗽，くしゃみ，あくび，ため息，下顎をダランとゆるませる，口をポカンと開ける，舌を突き出す）
- ☐ 栄養不良   ☐ 摂食行動に耐えられない

● 運動系
- ☐ 筋緊張の増大または減少；柔弱
- ☐ 振戦，驚愕，単収縮；神経過敏で，ぎくしゃくしたまとまりがない動き
- ☐ 四肢の過伸展，手指を広げる，顔を拳で打つまたは顔に手をやる，原始反射の変調

● 状態-統合系
- ☐ 散漫なまたははっきりしない睡眠，状態の変動
- ☐ 静かな覚醒（じっと見つめる，注視を嫌悪する）
- ☐ 活動的な覚醒（気むずかしい，心配そうな注視）

- [ ] 癇癪（かんしゃく）泣き，または火がついたような泣き方

●注意-相互作用系
- [ ] 感覚刺激に対する異常な反応（例：落ち着かせるのが困難；覚醒状態を維持できない）

▌原因・関連因子

- [ ] 疼痛
- [ ] 口腔内または運動機能の問題
- [ ] 侵襲的な，または疼痛を伴う処置
- [ ] 介護者の要因；
  - ◇ 手がかりを見過ごす
  - ◇ 知識不足（手がかりに関する）
- [ ] 環境刺激

▌リスクの高い人びと

- [ ] 出生前（親の）要因：先天性または遺伝性障害，催奇形性物質への曝露
- [ ] 出生後要因：未熟性
- [ ] 個人要因：妊娠週数，受胎後期間
- [ ] 未熟な神経系，病気

乳児行動統合障害リスク状態
Risk for Disorganized Infant Behavior

■ 定義*

環境に対する生理的な反応および神経行動的な反応の統合障害の危険がある状態

■ 危険因子

- □ 疼痛
- □ 口腔内または運動機能の問題
- □ 環境からの過度の刺激
- □ 抑制または限界の不足，環境内への封じ込めの不足
- □ 侵襲的処置，または苦痛を伴う処置

＊訳注：〈NANDA-I 看護診断 2009-2011〉の定義では"生理システムや行動システムの機能（すなわち，自律神経，運動機能，言語機能，構造化，自己制御，注意-相互作用）の統合および調整の変調の危険がある状態"と詳細な内容になっている

乳児行動統合 促進準備状態
Readiness for Enhanced Organized Infant Behavior

定義

十分だが改善の余地がある，環境からの刺激に反応して統合のより高いレベルをもたらす，乳児の生理システムや行動システムの機能（すなわち，自律神経，運動機能，言語機能，構造化，自己制御，注意-相互作用）の調整のパターン

診断指標

- [ ] 安定した生理学的測定値
- [ ] 明確な睡眠-覚醒状態が一定している
- [ ] いくつかの自己規制行動の活用
- [ ] 視覚または聴覚刺激に対して反応

原因・関連因子

- [ ] 未成熟
- [ ] 疼痛

末梢性神経血管性機能 障害リスク状態*
Risk for Peripheral Neurovascular Dysfunction

定義

四肢のうちの一肢の循環，感覚，または運動の破綻の危険

危険因子

- 固定化
- 機械的な圧迫〔例：止血圧迫帯（ターニケット），ギプスまたは副木，ドレッシングまたは抑制〕
- 整形外科的手術
- 身体外傷
- 火傷
- 血管の閉塞
- 骨折

*原注：この診断には，3つの焦点（組織への栄養供給，感覚，運動）が含まれている；すなわちこの診断は，潜在的栄養／代謝機能障害，知覚障害，または活動パターンの障害とみなすことができる

頭蓋内許容量 減少
Decreased Intracranial Adaptive Capacity

定義

正常では頭蓋内量の増加に対して代償する頭蓋内体液動態機構が機能破綻を起こし，種々の有害な刺激および有害でない刺激に対して頭蓋内圧が繰り返し不釣り合いに上昇している状態

診断指標

- [ ] 外部からのいろいろな刺激を受けた後，5分以上にわたって頭蓋内圧が繰り返し亢進する＞10 mmHg
- [ ] 頭蓋内圧の基底値＞10 mmHg
- [ ] ある環境刺激（例：看護手技）の後の頭蓋内圧の不釣り合いな上昇
- [ ] P_2 頭蓋内圧波形の上昇
- [ ] 容積圧反応テストでの変動（容積圧比2，圧力／容積指数＜10）
- [ ] 大きな振幅の頭蓋内圧波形

原因・関連因子

- [ ] 脳灌流圧の低下≦50-60 mmHg
- [ ] 頭蓋内圧の持続的な上昇（10-15 mmHg以上）
- [ ] 頭蓋内圧亢進を伴う全身性低血圧

リスクの高い人びと

- [ ] 脳損傷

PATTERN 05

睡眠−休息パターン

Sleep-Rest Pattern

睡眠パターン混乱…………………………	232
睡眠剥奪…………………………………	234
入眠困難^G …………………………	236
睡眠パターン逆転^G …………………	237
睡眠促進準備状態………………………	238

＊訳注：凡例
G：この診断ラベルは，ゴードンが看護職専門家 1100 人を対象に行った研究から，臨床上で極めて有用と判断し，独自に考案したものである

N：成人看護系分野で頻用される看護診断ラベルを厳選し，ゴードンの診断指標（「診断の手がかり」「支持手がかり」），危険／関連因子に対応する NANDA-I の表記を示した．（NANDA-I と表記の異なるものは対比させて併記した）（p.75 参照）

＊＊訳注：中見出しについて
「定義」「診断指標」「診断の手がかり」「支持手がかり」「原因・関連因子」「危険因子」「リスクの高い人びと」などの中見出しについては，p.74 の解説を参照

PATTERN 05 睡眠-休息パターン

睡眠パターン 混乱（タイプを特定する）**
Disturbed Sleep Pattern (Specify Type)

■ 定義

（自然に，あるいは周期的に中断される）睡眠の量および質の期間が限定された破綻

■ 診断指標

●診断の手がかり

- [ ] 熟眠感がないと口に出して訴える^{N(p.75 参照)（「睡眠パターン混乱」）}／患者が睡眠に対する不満足感を訴える（「不眠」）

そして以下の1つまたはそれ以上の手がかり（特徴）がある：

- [ ] 睡眠パターンの中断の報告，睡眠中に何度も目が覚める^{N患者が睡眠維持困難を訴える（「不眠」）}
- [ ] 眠りに入るのが困難だと口に出して訴える（入眠困難）^N
- [ ] 睡眠パターンの逆転^{N正常な睡眠パターンの変化（「睡眠パターン混乱」）}

●支持手がかり

- [ ] 倦怠感（消耗性疲労）を報告する^{N患者がエネルギーの不足を訴える（「不眠」）}
- [ ] 遂行能力の減衰（職場，学校，家庭で）^{N機能を果たす能力の低下（「睡眠パターン混乱」）}
- [ ] イライラが増強する，不穏状態^{N患者が気分の変化を訴える（「不眠」）}
- [ ] 早くに目が覚める^{N患者が早期覚醒を訴える（「不眠」）}
- [ ] 頻回なあくび，無気力^{Nエネルギーの不足が観察される（「不眠」）}
- [ ] 目の下のくま
- [ ] 見当識障害（進行性の）
- [ ] 無関心^{N感情の変化が観察される（「不眠」）}
- [ ] 無表情な顔
- [ ] 誤った発音と正しくない言葉による不明瞭な話し方
- [ ] 眼瞼下垂
- [ ] 軽い，一過性の眼振

睡眠パターン混乱

- ☐ 軽い手の振戦
- ☐ 幻覚，せん妄，偏執狂

■ 原因・関連因子

- ☐ 黙想的な睡眠前の心配（何度も）
- ☐ 身体的不快感（特定する）
- ☐ 家庭内ストレス
- ☐ 環境または習慣の変化（社会的手がかり）
- ☐ めまぐるしく変わる睡眠-覚醒時間（例：勤務時間の変更）
- ☐ 日中の退屈，不活発
- ☐ 恐怖（特定する）
- ☐ うつ状態
- ☐ 不安（個人的ストレス）
- ☐ 疼痛
- ☐ 危害を被りやすいという知覚
- ☐ 夜尿症
- ☐ 抗睡眠薬の持続的使用

■ リスクの高い人びと

- ☐ 24時間絶え間なく続く治療（例：通常の睡眠時間中に必要とされる処置／投薬）
- ☐ 夜間の呼吸困難

＊原注：この診断は，非常に広い範囲に及んでいる．そのため他の診断も参照する必要がある：「睡眠パターン逆転」「入眠困難」そして「睡眠剥奪」

＊訳注：かつての「睡眠パターン混乱」は，〈NANDA-I 看護診断 定義と分類 2007-2008〉から「不眠」と変更され，コードも引き継がれた．しかし NANDA-I 会員からの要望で，〈2009-2011年版〉に新たに「睡眠パターン混乱」が追加され"外的要因による睡眠の量および質の期間が限定された破綻"と定義された

睡眠-休息パターン

睡眠剥奪
Sleep Deprivation

■ 定義*

長期間（2-3日間またはそれ以上）の睡眠を伴わない時間（相対的な無意識の，持続的で，自然で，周期的な一時停止）

■ 診断指標

●診断の手がかり

- □ 熟眠感がないと口に出して訴える
- □ 2-3日，またはそれ以上の期間，睡眠時間が通常よりも少ないという報告（可能なら確認する）

そして以下の1つまたはそれ以上の手がかり（特徴）がある：

- □ 気分の変化
- □ 不穏状態，イライラしている，不安
- □ 倦怠感（消耗性疲労），無気力，日中の傾眠
- □ 精神集中できない
- □ 精神集中できない，だんだん精神的・身体的な作業遂行ができなくなる，見当識障害
- □ 知覚障害（例：身体感覚の混乱，妄想，不安定な感覚，幻覚，急性混乱）
- □ 一過性のパラノイア；興奮または攻撃的になる
- □ ほんの少しの間の眼振，手指振戦

■ 原因・関連因子

- □ 睡眠の中断（特定する，例：環境上の騒音）
- □ ずっと続く（不慣れまたは不快な睡眠環境）
- □ 抑うつ

- ☐ 不安；悪夢，夜驚症（睡眠時驚愕症）（小児）
- ☐ 恐怖（特定する）または警戒
- ☐ 疼痛管理の不足
- ☐ 薬物（睡眠を妨害するもの）
- ☐ 睡眠前の活動または仕事
- ☐ 仕事上のストレス，頻繁な勤務時間の変更
- ☐ 加齢に関連した睡眠段階の偏り
- ☐ 不十分な日中の活動
- ☐ 睡眠不足をもたらす親行動実践
- ☐ 睡眠時の無呼吸
- ☐ 周期性の四肢運動障害（例：むずむず足症候群，夜間ミオクロヌス）
- ☐ 日没症候群
- ☐ 睡眠時遊行症（夢遊病）
- ☐ 睡眠関連疼痛性陰茎勃起

＊訳注：〈NANDA-I 看護診断 2009-2011〉の定義には"(2-3 日間またはそれ以上)"のただし書きはない

入眠困難[G]

Delayed Sleep Onset

■ 定義

眠ろうとしたときに眠ることができないこと

■ 診断指標

●診断の手がかり
- [ ] 眠ろうとして30-45分後も，まだ入眠ができないと繰り返し口頭で報告がある

●支持手がかり
- [ ] 熟眠感がないという報告
- [ ] イライラしている
- [ ] 倦怠感（消耗性疲労）
- [ ] 集中できない，見当識障害，精神的・身体的な作業遂行能力の低下

■ 原因・関連因子

- [ ] 不安
- [ ] 恐怖（特定する）
- [ ] 疼痛管理の不足
- [ ] 薬物
- [ ] 睡眠前の活動または仕事
- [ ] 仕事上のストレス
- [ ] めまぐるしく変わる勤務時間

睡眠パターン 逆転[G]

Sleep Pattern Reversal

■ 定義

夜間睡眠から昼間睡眠へと著しくずれ込んだ睡眠-覚醒サイクルの変化

■ 診断指標

●診断の手がかり
- [ ] 頻回の断続的睡眠と，夜眠れずに昼間居眠りしている
- [ ] 夜間，覚醒している（何か活動している可能性がある）

●支持手がかり
- [ ] 気分の変化
- [ ] 夜間，イライラしている

■ 原因・関連因子
- [ ] 昼間の身体活動または運動レベルの低下
- [ ] 気分転換活動の不足
- [ ] 恐怖または警戒

■ リスクの高い人びと
- [ ] 高齢者

睡眠促進準備状態
Readiness for Enhanced Sleep

定義

適切な休息を提供し，望ましいライフスタイルを維持し，かつさらに強化する力を持っている，自然で周期的な意識の休止パターン

診断指標

- [ ] いっそうよく睡眠したいという意思を表明する
- [ ] 睡眠量およびレム睡眠量が，発達上必要とされる量と適合している
- [ ] 睡眠後，よく休めた感じがすると表明する
- [ ] 決まった時間に睡眠ができる睡眠習慣
- [ ] 睡眠誘導薬の補助的，または時たまの使用

PATTERN 06

認知−知覚パターン

Cognitive-Perceptual Pattern

急性疼痛……………………………… 240
慢性疼痛……………………………… 242
慢性疼痛自己管理不足ᴳ ……………… 244
非代償性感覚欠如ᴳ …………………… 246
感覚過負荷ᴳ …………………………… 247
感覚減弱ᴳ ……………………………… 249
片側無視………………………………… 251
知識不足………………………………… 252
知識獲得促進準備状態………………… 254
思考過程混乱…………………………… 255
注意集中力不足ᴳ ……………………… 257
急性混乱……………………………… 258
慢性混乱……………………………… 259
状況解釈障害性シンドローム………… 260
非代償性記憶喪失ᴳ …………………… 261
記憶障害……………………………… 262
認知障害リスク状態ᴳ ………………… 263
意思決定葛藤………………………… 264

＊訳注：凡例
ᴳ：この診断ラベルは，ゴードンが看護職専門家1100人を対象に行った研究から，臨床上で極めて有用と判断し，独自に考案したものである

ᴺ：成人看護系分野で頻用される看護診断ラベルを厳選し，ゴードンの診断指標（「診断の手がかり」「支持手がかり」），危険／関連因子に対応するNANDA-Iの表記を示した．（NANDA-Iと表記の異なるものは対比させて併記した）(p.75参照)

＊＊訳注：中見出しについて
「定義」「診断指標」「診断の手がかり」「支持手がかり」「原因・関連因子」「危険因子」「リスクの高い人びと」などの中見出しについては，p.74の解説を参照

PATTERN 06 認知-知覚パターン

急性**疼痛**（部位を特定する）
Acute Pain (Specify Location)

■ 定義*

持続期間が6か月より短く，重度の不快感（疼痛）が口頭で表明されるか，そのきざしが存在すること（タイプと部位を特定する；関節痛，腰背部痛，頸部痛，膝痛）

■ 診断指標

●診断の手がかり
- [ ] 強い不快感（疼痛）の報告[N](p.75参照) 合図による疼痛の訴え／言葉による疼痛の訴え／疼痛の証拠の観察

上記以外に，以下の1つまたはそれ以上の手がかり（特徴）がある：
- [ ] 保護的行動[N]，ある部位をかばおうとするしぐさ[N]疼痛部位を──
- [ ] 筋緊張の増強
- [ ] 苦悶様顔貌[N]（輝きのない目，"打ちひしがれた"外観，固定されたまたは散漫な動き，しかめ面）
- [ ] 不穏でイライラしている
- [ ] 慢性疼痛や持続的疼痛にはみられない自律神経系の反応〔発汗，血圧と脈拍数の変化；瞳孔散大（散瞳[N]）；呼吸数の増加または減少〕
- [ ] 錯乱行動（うめく，泣き叫ぶ，うろうろする，他の人そして／または他の活動を求める，不穏）[N]疼痛があることを表明する行動
- [ ] 自分への注意の集中[N]
- [ ] 注意の及ぶ範囲の狭まり[N]（時間知覚の変調，社会的接触からの引きこもり，思考過程の障害）
- [ ] 全く気が進まない；疼痛を避けるための体位づけ[N]

■ 原因・関連因子

- [ ] 知識不足（疼痛管理）

■ リスクの高い人びと

- [ ] 術後（切開創部痛）
- [ ] 心臓病（胸部痛）
- [ ] 損傷の原因物質（生物的，化学的，物理的，心理的-ストレス関連）
- [ ] 心的外傷後，外傷後
- [ ] 関節炎（関節痛）

＊訳注：〈NANDA-I 看護診断 2009-2011〉の定義では"実在または潜在する組織損傷から生じる，あるいはそうした損傷に関連して説明される不快な感覚および情動的な経験（国際疼痛研究学会）．持続期間が6か月より短く，終わりが予期できるかあるいは予測可能で，軽度から強度までの強さがあり，突然または徐々に発症する"となっている

慢性 **疼痛**（部位を特定する）
Chronic Pain (Specify Location)

■ 定義*

持続期間が6か月より長く，重度の不快感（疼痛）がある（タイプと部位を特定する；関節痛，腰背部痛，頸部痛，膝痛）

■ 診断指標

●診断の手がかり

- ☐ 重度の不快感（疼痛）を口頭で報告する，または観察される[N]（p.75参照）言葉による疼痛の訴え
- ☐ 6か月以上にわたって続く強い不快感（疼痛）がある

上記のほかに，以下の1つまたはそれ以上の手がかり（特徴）がある：

- ☐ 保護的行動[N]
- ☐ 以前の活動を継続する能力の変調[N]——の障害
- ☐ 再度，身体損傷を受けることに対する恐怖[N]
- ☐ 苦悶様表情[N]（痛みの）
- ☐ 身体的，社会的引きこもり[N]人との相互作用の減少
- ☐ 食欲不振[N]
- ☐ 体重の変化
- ☐ 入眠困難，睡眠奪取[N]睡眠パターンの変化

■ 原因・関連因子

- ☐ 知識不足（慢性疼痛の管理）

■ リスクの高い人びと

- ☐ 慢性の身体的，心理・社会的障害（特定する；例：癌）

＊訳注：〈NANDA-I看護診断2009-2011〉の定義では"実在または潜在する組織損傷から生じる，あるいはそうした損傷に関連して説明される不快な感覚および情動的な経験（国際疼痛研究学会）．持続期間が6か月より長く，終わりが予期できないかあるいは予測可能で，持続または再燃し，軽度から強度までの強さがあり，突然または徐々に発症する"となっている

慢性 **疼痛** 自己管理不足 G

Chronic Pain Self-Management Deficit

■ 定義

疼痛を和らげる技術（例：鎮痛剤服用の要請，タイミングよく服用する能力，体位調整，気晴らし）が不十分，または十分に用いることができない

■ 診断指標

●診断の手がかり

- □ 疼痛の状態について報告する（口頭またはコードによる）
- □ 鎮痛薬の要請の遅れ，ポジショニング（体位の調整）や気晴らし，およびその他の疼痛管理技術の欠如

上記のほかに，以下の1つまたはそれ以上の手がかり（特徴）がある；

- □ 保護的行動，ある部位をかばおうとする
- □ 自分への注意の集中
- □ 注意の及ぶ範囲の狭まり（例：時間知覚の変調，社会的接触からの引きこもり，思考過程の障害）
- □ 錯乱行動（うめく，泣き叫ぶ，うろうろする，他の人そして／またはほかの活動を求める，不隠）
- □ 苦悶様顔貌（輝きのない目，"打ちひしがれた"外観，固定されたまたは散漫な動き，しかめ面）
- □ 弛緩から硬直に至る筋緊張

■ 原因・関連因子

- □ 知識不足（特定する）

■ リスクの高い人びと

- ☐ 術後（切開創部痛；幻肢痛）
- ☐ 関節炎（関節痛）　　☐ 心臓病（胸部痛）
- ☐ 損傷の原因物質（生物的，化学的，物理的，心理的-ストレス関連）
- ☐ 心的外傷後ストレス障害

PATTERN 06 ● 認知-知覚パターン

非代償性感覚欠如(タイプ／程度を特定する)*^G
Uncompensated Sensory Loss (Specify Type/Degree)

■ 定義

視覚，聴覚，触覚，嗅覚または運動感覚の非代償性の低下（低下の程度を特定する）

■ 診断指標
●診断の手がかり

- □ 〈視覚〉-新聞紙を読むこと，物体や人物を特定することができない
- □ 〈聴覚〉-ささやき声または通常の声に出した言葉を特定することができない
- □ 〈触覚〉-触感覚によりさまざまな特質を識別することができない，または触知覚の欠如
- □ 〈嗅覚〉-においを特定することができない
- □ 〈運動覚〉-身体や身体各部の動きについて，その範囲，方向または重さを特定することができない

＊原注：この状態は，しばしば介入のための焦点となる（すなわちこの診断ラベルは原因／関連因子として用いられる）

感覚過負荷
Sensory Overload

■ 定義

環境的刺激がいつもの入力レベルそして／または単調な環境的刺激より大きい

■ 診断指標

●診断の手がかり
- [ ] 感覚刺激の知覚的な歪み
- [ ] 通常のまたは望ましいレベルを上回る感覚刺激量または刺激の複雑さ，周期的または継続的刺激
- [ ] 連続的で激しい刺激，そして／または変化のない刺激の存在（発動機，監視装置，光，音声）

●支持手がかり
- [ ] 論理的思考，問題解決能力そして／または作業遂行能力の低下
- [ ] 睡眠障害や，悪夢などの報告
- [ ] 見当識障害（周期的または全般的）
- [ ] 集中力が続かない
- [ ] 不穏状態，筋緊張の増大
- [ ] 疲労の報告
- [ ] イライラ感，不安
- [ ] コントロールを失ったという感覚の報告

■ 原因・関連因子

- [ ] 環境の複雑さ，または単調さ

リスクの高い人びと

- [ ] 認識能力の低下（頭部損傷）
- [ ] ストレス耐性の低下
- [ ] 集中治療のモニタリング下

感覚減弱^G

Sensory Deprivation

■ 定義

いつもの（あるいは基本的に順応する）レベルと比べて環境的，社会的刺激が減弱する

■ 診断指標

● 診断の手がかり
- [ ] 通常であるか望ましいレベルを下回る感覚刺激の量（聴覚，視覚，固有感覚，現実感覚，時間感覚の入力刺激）
- [ ] 見当識障害または錯乱（周期的，全般的，夜間に）

上記以外に，以下の1つまたはそれ以上の手がかり（特徴）がある；
- [ ] 見当識障害
- [ ] 全般的，周期的，または夜間の錯乱
- [ ] 幻覚，せん妄，妄想

● 支持手がかり
- [ ] 無関心
- [ ] 不安

■ 原因・関連因子

- [ ] 隔離（制限された環境）
- [ ] 治療的な環境の制限（特定する：隔離，集中ケア，床上安静，牽引，制限された病気，保育器）
- [ ] 社会的に制限された環境（特定する：施設入所，引きこもり，年齢的虚弱，幼児への愛情欠乏）
- [ ] 非代償性視覚欠損または聴覚欠損
- [ ] 言語的コミュニケーション障害

リスクの高い人びと

- ☐ 先天性または後天性感覚欠如
- ☐ 社会的隔離
- ☐ 治療的隔離

感覚減弱／片側無視

片側無視*
Unilateral Neglect

■ 定義*

身体の片側に対して知覚的に気づかず，無視する状態

■ 診断指標

●診断の手がかり
- [ ] 無視のある側に体位をとる，そして／または無視のある側に対する安全対策の不足[N](p.75 参照)
- [ ] 無視のある側の刺激を一貫して無視する：
  - ◇ 無視のある側の方向を見ない；患側にある物体を無視する[N]無視のある側から近づいてくる人に気づかない
  - ◇ 皿の無視のある側にある食物を残す[N]皿の無視のある側の半分の食物がうまく食べられない

●支持手がかり
- [ ] 無視のある側に対するセルフケアが不十分[N]無視のある側の半分の食物がうまく食べられない／──着衣がうまくできない／──整容がうまくできない

■ リスクの高い人びと

- [ ] 脳血管発作（脳卒中）またはその他の神経疾患／損傷
- [ ] 片側が全く見えない

*原注：この状態は，しばしば介入のための焦点となる（すなわちこの診断ラベルは原因／関連因子として用いられる）

*訳注：〈NANDA-I 看護診断 2009-2011〉の定義では "一側に注意がないことと反対側に過剰に注意が集まることに特徴づけられる，身体と環境との対応に対する感覚神経および運動神経の反応，精神的表象，空間的注意の障害．左側の無視は，右側と比べて，より重篤で持続する" となっている

認知-知覚パターン

知識不足（領域を特定する）*
Knowledge Deficit (Specify Area)

■ 定義*

情報を述べたり，説明することができない状態，または疾病管理の手順，実際そして／またはセルフケアの健康管理に関して必須の技能を明示できないこと（知識不足の領域を特定する：例；インスリン依存型糖尿病のセルフケア，運動療法，食事療法）

■ 診断指標

●診断の手がかり
- ☐ 知識が不十分との報告がある
- ☐ 想起することの不足，不十分な理解または誤った解釈，情報の誤認

上記以外に，以下の1つまたはそれ以上の手がかり（特徴）がある：
- ☐ 技能のテストや実演において不適切な行為をする
- ☐ 質問への不適切な反応
- ☐ 指示どおりにやり遂げることができない N(p.75参照) 指示されたことをいい加減に遂行する

●支持手がかり
- ☐ 情報を要求する
- ☐ 処方された健康行動に応じない
- ☐ 不適切な行動N，または誇張された行動（例：ヒステリックな，敵意ある，興奮した，無関心な）

■ 原因・関連因子

- ☐ 情報の受け入れに対する低い準備状態（不安など）
- ☐ 関心の欠如
- ☐ 学習に対する低い動機づけ
- ☐ 非代償性記憶が欠落

- ☐ 資料または情報資源を利用できない（例：文化的-言語的相違）
- ☐ 情報資源に慣れていない

■ リスクの高い人びと

- ☐ 新しい自己健康管理
- ☐ 複数の自己健康管理
- ☐ 一時的または永久的な認識能力の限界（知的能力）

*原注：この状態は，しばしば介入のための焦点となる（すなわちこの診断ラベルは原因／関連因子として用いられる）

*原注2：NANDAインターナショナルの診断名は，知識不足 Deficient Knowledge である

*訳注：〈NANDA-I 看護診断 2009-2011〉の定義では"特定の主題に関する認知的情報の欠如または不足"となっている

知識 獲得促進準備状態
Readiness for Enhanced knowledge

■ 定義

特定の主題に関する認知的情報の存在または獲得が，健康関連目標を達成するには十分であり，かつさらに強化する力を持っている状態

■ 診断指標

- [ ] 学習に興味があることを表明する
- [ ] 特定の主題についての知識を説明する
- [ ] 表明された知識と一致した行動をする
- [ ] 主題に関連のある過去の経験を説明する

思考過程 混乱 ＊＊

Disturbed Thought Processes

■ 定義

暦年齢（生活年齢）期待値に比した認識的な働きや活動の破綻（変調のタイプを特定する；これは広範囲分類体系のカテゴリーである）

■ 診断指標

●診断の手がかり
以下の1つまたはそれ以上の手がかり（特徴）がある：
- □ 知覚，判断，意思決定の障害
- □ 注意持続の障害；すぐに注意散漫になる
- □ 観念を把握する（概念化する），または観念を秩序立てる能力（推理と熟考）の障害
- □ 不適切な行動；現実的でない思考

●支持手がかり
- □ 想起能力の障害（「非代償性記憶喪失」を参照）
- □ 自分への関心の増大（自己中心）
- □ 不眠または傾眠

■ 原因・関連因子

- □ 感覚過負荷（環境の複雑さ）
- □ 発達遅延
- □ 重度の不安または抑うつ

PATTERN 06 ● 認知-知覚パターン

■ リスクの高い人びと

- □ 認知障害；アルツハイマー病 □ 尿路感染（高齢者）
- □ 体液そして／または電解質の平衡異常
- □ 頭部損傷
- □ アルコールまたは薬物の乱用

＊原注：あわせて，「急性／慢性混乱」「状況解釈性障害シンドローム」「非代償性記憶喪失」「記憶障害」「認知障害リスク状態」も参照のこと
＊訳注：〈NANDA-I 看護診断　定義と分類 2009-2011〉では，この診断ラベルは削除されている

注意集中力不足 G

Attention-Concentration Deficit

■ 定義

焦点化された気づきを維持できない状態

■ 診断指標

●診断の手がかり
- [ ] どんなに時間が延長されても，仕事に専心できない（例：5分以上）
- [ ] どんな刺激に対してもすぐに気が散る
- [ ] 焦点の欠如

●支持手がかり
- [ ] 刺激を遮断できない
- [ ] 刺激に対する感応性の増大
- [ ] 不穏状態
- [ ] 混乱
- [ ] 興奮，欲求不満そして／または怒り

■ リスクの高い人びと
- [ ] 脳損傷
- [ ] アルツハイマー病

急性 混乱
Acute Confusion

定義*

注意，認識，意識の精神運動活動レベルそして／または睡眠-覚醒周期において，包括的で一過性の変化や障害の突然の発生

診断指標

- ☐ 認知機能の変動^N(p.75 参照)
- ☐ 睡眠-覚醒周期の変動
- ☐ 意識レベルの変動^N
- ☐ 精神運動活動の変動^N
- ☐ 興奮の増大，または不穏の増大
- ☐ 誤った知覚^N
- ☐ 目的にかなった行動を開始する動機の不足^N，あるいは意図的な行動を開始する動機の不足^N，そして／または最後まで続ける動機の不足
- ☐ 幻覚^N

原因・関連因子

- ☐ アルコール乱用
- ☐ 薬物乱用
- ☐ せん妄

リスクの高い人びと

- ☐ 認知症
- ☐ 年齢 60 歳以上

*訳注：〈NANDA-I 看護診断 2009-2011〉の定義では"短時間で発達する，意識・注意・認知および知覚の可逆的な混乱の突然の発生"となっている

慢性 混乱

Chronic Confusion

■ 定義

環境からの刺激の解釈能力の低下，知的な思考過程のための能力の低下，記憶，見当識，行動の障害の出現によって特徴づけられる，不可逆性の，長期に持続する，そして／または進行性の知的能力およびパーソナリティの悪化

■ 診断指標

- [ ] 器質的障害の臨床的徴候[N](p.75 参照)
- [ ] 刺激に対する解釈の変調，または刺激に対する反応の変調[N]
- [ ] 進行性の認知機能障害[N]，または長期にわたる認知機能障害[N]
- [ ] 意識レベルには変化がない[N]
- [ ] 社会化の障害[N]
- [ ] 記憶の障害（短期記憶障害[N]，長期記憶障害[N]）
- [ ] パーソナリティの変調[N]

■ リスクの高い人びと

- [ ] アルツハイマー病
- [ ] 多発脳梗塞性認知症
- [ ] 頭部損傷
- [ ] せん妄
- [ ] コルサコフ精神病
- [ ] 脳血管発作（脳卒中）
- [ ] 年齢 60 歳以上

状況解釈 障害性シンドローム
Impaired Environmental Interpretation Syndrome

■ 定義

3か月から6か月以上の保護的な環境を必要とする，人・場所・時間・周囲の状況に対する見当識の持続的な不足

■ 診断指標

- [ ] 3-6か月以上にわたる，既知および未知の環境における，見当識の持続的な障害[N](p.75 参照)
- [ ] 慢性的な混乱状態[N]
- [ ] 記憶減衰による職業的機能，または社会的機能の喪失[N]
- [ ] 単純な指示を守れない[N]，指導に従えない
- [ ] 論理的に考えることができない[N]
- [ ] 精神集中できない[N]
- [ ] 質問に答えるのが遅い[N]

■ 原因・関連因子

- [ ] 抑うつ
- [ ] アルコール中毒

■ リスクの高い人びと

- [ ] 認知症（アルツハイマー病，多発脳梗塞性認知症，ピック病，エイズ認知症）
- [ ] パーキンソン病
- [ ] ハンチントン病

非代償性 **記憶** 喪失 G

Uncompensated Memory Loss

■ 定義

最近の出来事や諸活動を思い出すことができない

■ 診断指標

●診断の手がかり
- [ ] 最近の出来事，受け取った情報そして／または諸活動，名前，場所を思い出すことができないことがしばしばある
- [ ] 記憶を維持する方策または手続きの活用が不足（またはうまく使用できない）

●支持手がかり
- [ ] 以前に学習した活動，名前，場所を思い出すことができない
- [ ] 活動を開始して数秒または数分後に，活動の目的を思い出すことができない
- [ ] 短期的（数分，数時間）な想起の欠損に基づく理解力や問題解決能力の欠如

■ リスクの高い人びと

- [ ] アルツハイマー病
- [ ] 神経変性疾患

記憶 障害

Impaired Memory

■ 定義

情報や行動技能の断片を覚えられない，または思い出せない（記憶の障害は，一時的または永続的な病態生理学的原因や状況的な原因に起因することがある）

■ 診断指標

- ☐ 健忘の記憶[N](p.75 参照) が報告される，あるいは観察される
- ☐ 行動を実際に行ったかどうか明らかにできない[N]
- ☐ 新しい技能または情報を学習できない[N]，あるいは保持できない
- ☐ 以前に学習した技能を実施できない[N]
- ☐ 事実に関する情報を思い出せない[N]
- ☐ 最近または過去の出来事を思い出せない[N]
- ☐ 予定された時間に行動するのを忘れる[N]

■ 原因・関連因子

- ☐ 急性または慢性低酸素症
- ☐ 心拍出量の減少
- ☐ 神経系の障害
- ☐ 貧血
- ☐ 体液電解質平衡異常
- ☐ 過剰な周囲の環境の混乱

認知障害リスク状態

Risk for Cognitive Impairment

定義

記憶，論理的思考能力，判断および意思決定の障害にかかわる危険因子の存在

危険因子

- [ ] 精神安定剤，鎮静薬の服用
- [ ] 認識刺激の供給の際の低い自発性
- [ ] 神経生理学病態の境界線上にある
- [ ] 認識刺激の低い環境への閉じこもり（知覚，問題解決，意思決定）
- [ ] 刺激の減少そして／または状況変化と関連した聴力そして／または視力の不足

意思決定葛藤（特定する）
Decisional Conflict (Specify)

■ 定義*

自分の人生に対する価値観に対する危機，喪失または挑戦にかかわってせめぎ合う行動のなかから選択する際にとるべき行動の方向に関する不確かさ（葛藤の焦点を特定する；例：手術，治療，妊娠中絶，離婚，その他，生活上の出来事）

■ 診断指標

●診断の手がかり
- ☐ 選択の意思決定の遅れそして／または動揺
- ☐ 選択に関して不確定であると言葉に表す
- ☐ 決意を試みている間の苦悩を言葉に表す
- ☐ 苦悩または緊張の身体的徴候（例：心拍数の増加，筋緊張の増加，不穏）

●支持手がかり
- ☐ 選択を考慮している行為の望ましくない帰結について言葉に表す
- ☐ 意思決定を試みている間の，個人的価値観や信念についての質問
- ☐ 自己焦点化

■ 原因・関連因子

- ☐ 価値システムに対する脅威の知覚
- ☐ あいまいな個人の価値または信念
- ☐ 意思決定の経験または干渉の不足；適切な情報の不足；多数または互いに異なる情報源
- ☐ サポートシステムの不足

■ リスクの高い人びと

- [ ] 移転の意思決定（例：ナーシングホーム，引っ越し）
- [ ] 病気の終末期（治療の選択）　　　- [ ] 手術または治療法の選択
- [ ] 虐待的状況

＊訳注：〈NANDA-I 看護診断 2009-2011〉の定義では，末尾の（　）内の表記はない

PATTERN 07

自己知覚−自己概念パターン

Self-Perception-Self-Concept-Pattern

恐怖	267
不安	269
軽度不安 G	271
中等度不安 G	272
重度不安（パニック）G	273
予期不安 G	274
死の不安	275
反応性うつ状態 G	277
孤独感リスク状態	279
絶望	280
無力（重度・中等度・軽度）	282
無力リスク状態	284
自己尊重慢性的低下	285
自己尊重状況的低下	286
自己尊重状況的低下リスク状態	288
ボディイメージ混乱	289
自己同一性混乱	291
自己概念促進準備状態	292
対自己暴力リスク状態	293

＊訳注：凡例
G：この診断ラベルは，ゴードンが看護職専門家1100人を対象に行った研究から，臨床上で極めて有用と判断し，独自に考案したものである

N：成人看護系分野で頻用される看護診断ラベルを厳選し，ゴードンの診断指標（「診断の手がかり」「支持手がかり」），危険／関連因子に対応するNANDA-Iの表記を示した．（NANDA-Iと表記の異なるものは対比させて併記した）(p.75参照)

＊＊訳注：中見出しについて
「定義」「診断指標」「診断の手がかり」「支持手がかり」「原因・関連因子」「危険因子」「リスクの高い人びと」などの中見出しについては，p.74の解説を参照

PATTERN 07 自己知覚-自己概念パターン

恐怖（焦点を特定する）*
Fear (Specify Focus)

■ 定義*

自己にとって脅威または危険として知覚される特定可能な原因に関連する恐ろしいという感情（焦点を特定する；例：予後，手術の結果，死，障害）

■ 診断指標

●診断の手がかり

- ☐ 自己に危険が及ぶことが予測される，脅威となる出来事，人，または物に対する恐ろしい，神経質な，または気がかり／懸念の感情を表明する
- ☐ 知覚される脅威または危険の焦点（潜在する，実在する，または想像される）について述べる（助けを借りて，または借りないで）
- ☐ 注意の及ぶ範囲が狭まり，徐々に固定化する（激しさが増す）

上記以外に，以下の1つまたはそれ以上の手がかり（特徴）がある：

- ☐ 落ち着きがない；そわそわする
- ☐ 質問または情報を探す行動が増える
- ☐ 心拍数の増加，呼吸数の増加
- ☐ 筋緊張の増大
- ☐ 警戒し，周囲を綿密に調べる
- ☐ 手の振戦
- ☐ 生殖力の減弱
- ☐ 言語表現の量，回数の増加
- ☐ 声のふるえ，声の高さの変化
- ☐ 発汗
- ☐ イライラ感

●重度の場合：

- ☐ 苦痛
- ☐ 窮迫
- ☐ 混乱（高齢者）
- ☐ 不安定
- ☐ 睡眠混乱

PATTERN 07 ● 自己知覚-自己概念パターン

■ 原因・関連因子

- ☐ 知識不足；環境からの体験に不慣れ
- ☐ 出来事をコントロールできないと知覚する（「無力」を参照）
- ☐ 言葉的な障壁　　　　　　☐ 感覚機能の障害（特定する）
- ☐ 病的な嫌悪を起こさせる刺激

■ リスクの高い人びと

- ☐ 外科的または診断的な処置　　☐ 手術の結果
- ☐ 初回入院　　　　　　　　　☐ 退院後のセルフケア
- ☐ サポートシステムの不足（ストレスの多い環境での）

＊原注：この状態は，しばしば介入のための焦点となる（すなわちこの診断ラベルは原因／関連因子として用いられる）

＊訳注：〈NANDA-I 看護診断 2009-2011〉の定義では"意識して危険であると認識した脅威の知覚に対する反応"となっている

不安
Anxiety

■ 定義*

漠然とした，動揺した不快な感情，または恐怖の感情で，原因は本人にはしばしば特定できない，またはわからない

■ 診断指標

●診断の手がかり

- □ "心配だ"，懸念，緊張，おびえる，悩む，"恐ろしい[N](p.75参照)"などの感情を表明する
- □ 人生の出来事における特定できない成り行きまたは変化に対して，漠然とした，気がかりな感情を表明する[N]人生の出来事の変化による心配を表明する

上記の他に，以下の1つまたはそれ以上の手がかり（特徴）がある：

- □ リラックスできない，びくびくしている感情の報告
- □ 筋緊張の増大[N]，足を引きずって歩く，手または腕の動き，ふるえ[N]，手指振戦[N]，ふらつく
- □ 緊張した表情[N]
- □ 意識集中の欠如[N]——が困難
- □ 不眠[N]
- □ 交感神経反応（脈拍数の増加[N]，呼吸数の増加[N]，瞳孔の散大[N]）

●支持手がかり

- □ 自分に焦点を集中する[N]
- □ 無力，不十分さ，後悔の増大，苦痛，固執の感情を言葉に出す（「非効果的コーピング」を参照）
- □ 落ち着きがない[N]，きょろきょろと視線を動かす[N]，発汗の増加
- □ 過度に興奮する，どぎまぎしている，びくびくしている，おびえて

PATTERN 07 ● 自己知覚-自己概念パターン

- いる^{N警戒する}
- ☐ 用心深くなる，あたりをちらっと見る，アイコンタクトが少ない^N，緊張した表情，声のふるえ^{Nくまなく見渡す}
- ☐ 生殖力の減弱
- ☐ 環境を綿密に調べる；不眠；注意集中力の低下^{N睡眠障害／注意障害}
- ☐ 焦燥感（イライラ）^N，苦悶^N，苦悩する^N

■ 原因・関連因子

- ☐ 自己概念，健康状態，社会経済的状態，役割機能，相互作用パターンまたは環境に対する脅威の知覚
- ☐ 無意識の葛藤（本質的な価値観または人生の重要な目標に関する）
- ☐ ニードが満たされない（特定する）
- ☐ 人との相互作用的な交流または影響
- ☐ 確信のなさ

＊訳注：〈NANDA-I 看護診断 2009-2011〉の定義では，前後に次のように概念づけが補足されている．"自律神経系の反応に伴う――．危険の予知によって引き起こされる危惧の感情．不安は差し迫った危険を警告する変化の合図であり，脅威に対処する方法をとらせることができる"

軽度 不安

Mild Anxiety

定義

自己または重要な相互関係に対して脅威が予測されること（焦点がはっきりしない）に関連した喚起の程度の増大

診断指標

- ☐ 興奮，懸念，警戒の感情が増大したことを言葉に出す
- ☐ 質問が増える
- ☐ 気づきの増加
- ☐ 注意力が高まる
- ☐ 少し落ち着きがない
- ☐ 唇を噛む，爪を噛む，足を動かす，手指または鉛筆で軽打する

原因・関連因子

- ☐ 自己概念，健康状態，社会経済的状態，役割機能，相互作用パターンまたは環境に対する脅威の知覚
- ☐ 無意識の葛藤（本質的な価値観または人生の重要な目標に関する）
- ☐ ニードが満たされない（特定する）
- ☐ 人との相互作用的な交流または影響

中等度 不安 G

Moderate Anxiety

■ 定義

自己または重要な相互関係に対して脅威が予測されること（焦点がはっきりしない）への選択的な注意または関連した喚起の程度の増大

■ 診断指標

- ☐ 焦点がはっきりしない懸念，神経質または気がかりの感情を表す
- ☐ 危険が予知されることを言葉で表す
- ☐ 声のふるえ，声の高さの変化，手指の振戦
- ☐ 注意の及ぶ範囲の狭まり　　☐ 言語表現の増加
- ☐ 不穏状態，うろうろする，筋緊張の増大
- ☐ 発汗　　☐ 心拍数と呼吸数の増加
- ☐ 睡眠または摂食障害

■ 原因・関連因子

- ☐ 分離（分離不安を利用する）
- ☐ 自己概念，健康状態，社会経済的状態，役割機能，相互作用パターンまたは環境に対する脅威の知覚
- ☐ 無意識の葛藤（本質的な価値観または人生の重要な目標に関する）
- ☐ ニードが満たされない（特定する）
- ☐ 人との相互作用的な交流または影響

重度 **不安**（パニック）^G
Severe Anxiety (Panic)

▍定義

自己または重要な相互関係に対して脅威が予測されることに関連した極度の喚起および焦点の散らばり

▍診断指標

- □ 焦点がはっきりしないひどい恐怖，懸念，神経質または気がかりの感情
- □ 不適切な言語表現または言語表現の欠如
- □ 問題解決能力の減弱
- □ 目的のない活動または身体不動
- □ 焦点が散らばってしまった，または固定してしまったという知覚，または現実へ焦点を定めることができない
- □ 心拍数の増加
- □ 過呼吸
- □ 発汗
- □ 筋緊張の増大
- □ 瞳孔散大
- □ 蒼白

▍原因・関連因子

- □ 自己概念，健康状態，社会経済的状態，役割機能，相互作用パターンまたは環境に対する脅威の知覚
- □ 無意識の葛藤（本質的な価値観または人生の重要な目標に関する）
- □ ニードが満たされない（特定する）
- □ 人との相互作用的な交流または影響

予期 **不安**（軽度，中等度，重度）^{G*}

Anticipatory Anxiety (Mild, Moderate, Severe)

■ 定義

自己または重要な相互関係に対するこれから後の脅威知覚（焦点がはっきりしない）に関連した喚起の程度の増大

■ 診断指標

●診断の手がかり

- □ 心配，懸念，神経質，緊張，または恐怖の感情を表明する
- □ 自己または重要な相互関係に対する脅威として知覚した，将来的または間近に迫った出来事についての漠然とした，心配な感情を報告する（焦点がはっきりしない）

上記以外に，以下の1つまたはそれ以上の手がかり（特徴）がある：

- □ リラックスできない
- □ 筋緊張の増大，落ち着きがない，足を引きずって歩く，手または腕の動き，ふるえ
- □ 交感神経反応（心拍数，呼吸数の増加，瞳孔散大）

■ 原因・関連因子

- □ 自己概念，健康状態，社会経済的状態，役割機能，相互作用パターンまたは環境に対する脅威の知覚
- □ 無意識の葛藤（本質的な価値観または人生の重要な目標に関する）
- □ ニードが満たされない（特定する）
- □ 人との相互作用的な交流または影響

＊訳注：ゴードンが独自に開発した不安に関連する診断ラベルに，特にこのラベルが追加されている

死の不安
Death Anxiety

■ 定義*

死または死んでいくことに関連した懸念，心配または"恐怖"の表出

■ 診断指標

- ☐ 深い悲しみの訴え[N](p.75 参照)
- ☐ 終末期に病気が進行することに対する恐怖の訴え[N]

●関連事項：その他
- ☐ 自分自身の死が重要他者に与える影響に関する悩みの訴え[N]
- ☐ 末期の疾患が自己を無能力化するにつれて，介護者を働かせるすぎる心配の訴え[N]
- ☐ 周囲の人の悲嘆や苦悩の原因となっていることに関する心配
- ☐ 死後，家族を置き去りにすることへの恐怖

●関連事項：死の過程
- ☐ 死の過程に対する"恐怖"の訴え[N]
- ☐ 無力（死の過程に関連した問題）[N]死の過程に対する無力感の訴え
- ☐ 死の過程にあるときに身体的そして／または精神的能力を喪失することに対する"恐怖"の訴え[N]
- ☐ 死の過程に関連した疼痛に対する恐怖[N]——の訴え
- ☐ 自分自身の死のあらゆる側面をもコントロールできないなどという全面消失に対する強い心配を表明する
- ☐ 否定的な死のイメージ，または死と死の過程に関連したあらゆる出来事に関する不快な考え[N]死そのものと死の過程に関連した否定的な考えの訴え
- ☐ 死の過程が遅延することに対する恐怖の訴え[N]
- ☐ 死が重要な人生目標の達成を妨げてしまうという理由により，早すぎる死に対する恐怖の訴え[N]

●死後の問題に関する事項
- ☐ 自分が神と出会うことへの心配，あるいは神または全能の神の存在について疑いをもつ
- ☐ 自分自身の死ぬ運命，または迫りくる死への否認

原因・関連因子

開発中

＊訳注：〈NANDA-I 看護診断 2009-2011〉の定義では"現実にある存在に対する脅威，または想像された存在に対する脅威を知覚することによって生じる漠然とした，動揺した，不快な感情または恐怖の感情"となっている

反応性うつ状態 (状況を特定する)^G
Reactive Depression (Specify Focus)

■ 定義

状況的な脅威と重なり合った自尊感情，価値または能力の急速な低下（状況的な脅威を特定する；例：健康状態，障害，身体状況の悪化）

■ 診断指標

●診断の手がかり

- [ ] ある状況についての悲しみ，絶望または無力を表明する（状況を特定する）
- [ ] 自己価値（自尊感情）に対する疑問が持続している，または失敗感（現実的もしくは想像上の）
- [ ] 悲観的な見通し

上記以外に，以下の1つまたはそれ以上の手がかり（特徴）がある：

- [ ] 拒絶される可能性を避けるために他者から引きこもる（現実的または想像上）
- [ ] 一般的に他者への信頼の欠如に関連した他者の言葉，行為に対する疑いまたはそれらに過敏になる
- [ ] 自殺するという脅迫観念または自殺企図（観察されるなら，即座に評価が必要である）
- [ ] 無力と怒りの感情に関連した他者への極端な依存
- [ ] 誤った方向に向けられた怒り（自己に向けられた）
- [ ] いつも怒りっぽい
- [ ] 罪悪感
- [ ] 読むこと，書くこと，会話することに集中できない
- [ ] 身体活動，食事，睡眠，性的活動における変化（通常は減退する）
- [ ] 朝の目覚めが早い

■ 原因・関連因子

- ☐ 無力の知覚
- ☐ 不安

■ リスクの高い人びと

- ☐ 手術または外傷による衰弱で，新たな身体障害に至った人
- ☐ 重大な個人的喪失

孤独感 リスク状態
Risk for Loneliness

■ 定義*

漠然とした不快な気分を体験しているような危険な状態

■ 危険因子

- [ ] 愛情遮断
- [ ] 身体的隔離
- [ ] カテクシス剥奪（*訳注：特定の人や物に向け続けられる精神的エネルギーが阻害されること）
- [ ] 社会的孤立

＊訳注：〈NANDA-I 看護診断 2009-2011〉の定義では"より多くの他者との接触の願望またはニードに伴って不快感をきたす危険のある状態"となっている

絶望*

Hopelessness

■ 定義*

とりうる別の方法や個人的選択が限定されているか，または得られないとみなし，自分自身のためにエネルギーを結集することができない

■ 診断指標

●診断の手がかり

- □ 落胆的，または絶望的な内容を言葉で表現する（例："私は～できない"，ため息，；空しさ，消耗感，"私には限界だ"，剥奪された感じ，不可能性）
- □ 自発性または精力の欠如（例：ケアを拒否；ケアに受動的に応じる）
- □ 感情の減退

上記以外に，以下の1つまたはそれ以上の手がかり（特徴）がある：

- □ すべてに受身である；言語表現の減少
- □ 食欲減退
- □ 話し手を無視する
- □ 話し手の視線から目をそらす
- □ 睡眠時間の増加
- □ 閉じられた目
- □ 刺激に対する反応の減少
- □ ほかに選ぶべき手段がないと知覚したことを表出する（重度）

■ 原因・関連因子

- □ 長期間の活動制限（孤立をつくり出す）
- □ 遺棄（訳注：置き去りにされ放置される）
- □ 信念の喪失（超越者または神）

■ リスクの高い人びと

- □ 慢性または終末期の疾患に適応できていない（自己または重要他者）
- □ 慢性疼痛
- □ セルフケアまたは可動性の不足
- □ 活動耐性の低下
- □ 長期に及ぶストレスの既往
- □ 身体状態の低下または悪化
- □ 長期に及ぶストレス

＊参照：「無力」「状況的うつ状態」
＊訳注：〈NANDA-I 看護診断 2009-2011〉の定義では，末尾に"―という主観的状態 subjective state"と加えられている

PATTERN 07 ● 自己知覚-自己概念パターン

無力（重度・中等度・軽度）*

Powerlessness (Severe, Moderate, Low)

■ 定義*

状況をコントロールできないという思い込み，および結果に対して自分自身の行動が重要な影響を与えないという知覚

■ 診断指標

●診断の手がかり
●重度
- □ 特定の状況，結果，またはセルフケアをコントロールできないと言葉に出す[N](p.75 参照)，または影響を与えないと言葉に出す
- □ ヘルスケアの意志決定に参加しない[N]〈中等度〉機会があっても意思決定に参加しない
- □ アパシー[N]（無関心）

●支持手がかり
●重度
- □ 自己健康管理（治療計画管理）を遵守しているにもかかわらず，身体状態が悪化することによる抑うつ（落ち込んでいる）[N]身体が悪化することによる抑うつ

●中等度
- □ 受動性[N]〈軽度〉

上記の他に，以下の1つまたはそれ以上の手がかり（特徴）がある：
- □ 役割遂行に関する疑問を表明する[N]
- □ 以前のような役割，仕事，活動ができないことへの不満または失望を表明する[N]
- □ 焦燥感を生じる他者への依存[N]，遺恨，怒り[N]，罪悪感を生じる他者への依存[N]

282

- ☐ 機会があってもケアまたは意思決定に参加しない[N]
- ☐ 介護者から疎外されることへの恐怖から，本当の感情を表そうとしない[N]
- ☐ 経過を追ってみようとしない，ケアに関する情報を探すことができない，または何か問題が起こるとセルフケア活動が維持できない[N]

●軽度
- ☐ 揺れ動くエネルギーレベルの不確かさを表明する[N]

■ 原因・関連因子

- ☐ ヘルスケア環境（局面を特定する）
- ☐ 他者によって人間関係を支配されているという知覚
- ☐ 孤立無援のライフスタイル
- ☐ 言語的コミュニケーション障害

■ リスクの高い人びと

- ☐ 退行性疾患
- ☐ 強制的な移転
- ☐ 施設内での居住

＊参照：「反応性うつ状態」「絶望」
＊訳注：〈NANDA-I 看護診断 2009~2011〉の定義では，前半と後半を入れ替え，また冒頭の"状況"の部分が"現実の状況や直後に起こる出来事"と変更されている

無力 リスク状態

Risk for Powerlessness

■ 定義

状況をコントロールできない，そして／または自分自身が結果に対して重要な影響を与える能力を欠いていると知覚している危険がある状態

■ 危険因子

●生理的因子
- [ ] 慢性または急性疾患（入院，挿管，人工呼吸器，吸入）
- [ ] 急性の身体損傷，または進行性消耗性疾患の経過（例：脊髄損傷，多発性硬化症）
- [ ] 加齢（例：身体的強度の減弱，可動性の低下）
- [ ] 死の過程

●心理社会的因子
- [ ] 疾患またはヘルスケアシステムについての知識不足
- [ ] 不十分なコーピングパターンに依存したライフスタイル
- [ ] 自分が重要な出来事に影響を与えることができないと述べる
- [ ] 自己尊重の慢性的低下
- [ ] ボディイメージの低下または混乱

自己尊重 慢性的低下*
Chronic Low Self-Esteem

■ 定義*

自己または自己の能力に関する，長期にわたる否定的な自己評価および感情，それは直接的または間接的に表明される

■ 診断指標

●診断の手がかり
- 次の全ての行動が，長期にわたるか慢性的に見られる：
  - 自己を否定する言語表現が繰り返される
  - アイコンタクト（視線を交わす）の不足，頭部を垂れる，そして／または肩を落とす

●支持手がかり
- ものごとをうまく取り扱えないと自己評価する
- 新しいこと，または新しい状況を試すことに躊躇する
- 自己に関する否定的なフィードバックを過大評価する
- 合理化または自己に関する肯定的なフィードバックを拒絶する
- 仕事または他の人生の出来事でほとんど失敗する
- 他人の意見に過度に順応し依存する
- 主張的でない，または受身な行動
- 決断力に欠ける
- 極端に安心を求める
- 羞恥心または罪悪感を表明する
- 重要他者からかなり否定的な批判を受ける

*原注：この状態は，しばしば介入のための焦点となる（すなわちこの診断ラベルは原因／関連因子として用いられる）
*訳注：〈NANDA-I 看護診断 2009-2011〉の定義では"それは直接的または間接的に表明される"の部分は省かれている

自己尊重 状況的低下*
Situational Low Self-Esteem

■ 定義

現在の状況に対応して自己評価の否定的な知覚が生じていること

■ 診断指標

●診断の手がかり
☐ 自己否定的な発言が繰り返される[N(p.75 参照)]（自己についての否定的感情）
☐ 状況[N]，またはものごとをうまく取り扱えないと自己評価する[N]

上記の他に，以下の1つまたはそれ以上の手がかり（特徴）がある：
☐ アイコンタクト（視線を交わす）の不足
☐ 頭部を垂れる　　　　　　☐ 肩を落とす

●支持手がかり
☐ 優柔不断な行動[N]；主張的でない
☐ 新しいこと，または新しい状況を試すことに躊躇する
☐ 合理化または自己に関する肯定的なフィードバックを拒絶する
☐ 自己に関する否定的なフィードバックを過大評価する
☐ 軽視されるまたは批判されることに対する過敏な反応
☐ 羞恥心または罪悪感を表明する
☐ 孤立無援である[N]，自分は役に立たないと表明する[N]
☐ 代償：
　◇ 誇張（「防御的コーピング」を参照）
　◇ 他者にとっては明らかになっている問題の拒絶（「防御的コーピング」を参照）
　◇ 問題に対して非難するまたは責任を負う（「防御的コーピング」を参照）

◇ 失敗の合理化（「防御的コーピング」を参照）

■ 関連因子

- □ 発達上の変化（特定する）
- □ 機能障害（特定する）
- □ 社会的役割の変化（特定する）
- □ 価値観と一致しない行動
- □ ボディイメージ混乱
- □ 喪失（特定する）
- □ 認知／報酬の不足
- □ 失敗／拒絶

＊原注：この状態は，しばしば介入のための焦点となる（すなわちこの診断ラベルは原因／関連因子として用いられる）

自己尊重 状況的低下リスク状態
Risk for Situational Low Self-Esteem

■ 定義

現在の状況に対応して自己評価の否定的な知覚が生じる危険がある状態（特定する）

■ 危険因子

- ☐ 発達上の変化（特定する）
- ☐ 機能障害（特定する）
- ☐ 社会的役割の変化（特定する）
- ☐ 価値観と一致しない行動
- ☐ 非現実的な自己期待
- ☐ 虐待，無視（ネグレクト），遺棄（訳注：置き去りにされ放置される）の前歴
- ☐ ボディイメージ混乱
- ☐ 喪失（特定する）
- ☐ 認知／報酬の不足
- ☐ 失敗／拒絶

ボディイメージ 混乱*

Disturbed Body Image

■ 定義*

身体または身体の一部の特徴，機能，または制限についての否定的な感情あるいは否定的な知覚

■ 診断指標

●診断の手がかり

- [ ] 自分の身体または身体の一部の構造そして／または機能の現実に存在する変化もしくは知覚された変化を言葉に出す[N](p.75参照) 自分の身体についての見方の変化を反映した感情を言葉に出す／自分の身体の外観についての変化を反映した知覚を言葉に出す
- [ ] 身体に関わる孤立無援感，絶望，そして／または無力，他者の拒絶または反応への恐れを言葉で表明する

上記の他に，以下の1つまたはそれ以上の手がかり（特徴）がある：

- [ ] 身体に関する否定的な感情[N]を言葉で表明する（例：汚い，大きい，小さい，見苦しい）
- [ ] 体液の喪失，体液または機械装置の付着について否定的な感情を表出することを繰り返す
- [ ] 過去の長所，機能または外見に焦点をあてた言語表現を繰り返す

●支持手がかり

- [ ] 身体に関する否定的な感情[N]，または否定的な知覚によりライフスタイルの変化したことを言葉に出す[N]
- [ ] 身体の変化に心を奪われる[N]または身体の一部の喪失に心を奪われる[N]
- [ ] 現実に存在する身体または身体の一部の変化を確認することを拒否する[N]現実に存在する身体の変化に対する非言語的な反応

PATTERN 07 ● 自己知覚-自己概念パターン

- [ ] 身体と周囲との空間的な関係を見積もる能力の変化[N]
- [ ] 身体の一部，または喪失した部分を人名で呼ぶことによって人格化する[N]
- [ ] 身体の一部，または身体の喪失した部分を冷たくつき離して話すことによって非人格化する[N]
- [ ] 周囲のもの（例：機械，酸素，人工呼吸器）を取り込んで起こる身体境界の拡大[N]
- [ ] 残っている強さを強調する[N]，または達したことを強調する
- [ ] 機能しない身体の一部の外傷[N]（意図的または非意図的）
- [ ] 社会への参加，または社会へのかかわりの変化[N]
- [ ] 身体の一部を意識的に隠す[N]，あるいは過剰に露出する[N]
- [ ] 身体の一部に触れない[N]
- [ ] 身体の一部を見ない[N]
- [ ] 身体の一部に気づかない
- [ ] 現実に存在する身体の構造[N]または身体の一部の構造，そして／または機能の変化[N]

■ 原因・関連因子

- [ ] 変化を統合することができない（身体の特徴，機能，または限界）
- [ ] 発達不全の知覚
- [ ] 肥満

■ リスクの高い人びと

- [ ] 片麻痺
- [ ] 身体の一部の喪失（例：下肢切断，乳房切除）
- [ ] 身体機能の喪失または変化（例：生殖機能，排泄機能）
- [ ] 顔面損傷
- [ ] ペースメーカーの埋め込み
- [ ] 先天性奇形（観察可能な）

＊原注：この状態は，しばしば介入のための焦点となる（すなわちこの診断ラベルは原因／関連因子として用いられる）
＊訳注：〈NANDA-I 看護診断 2009-2011〉の定義では"自分の身体的自己に関する心象の混乱"となっている

自己同一性 混乱
Disturbed Personal Identity

■ 定義*

自己と非自己を区別することができないこと

■ 診断指標

- □ 自己と他者,または自己と物体を区別することができない
- □ 「私がだれであるかがわからない」と言語で表明する

＊訳注：〈NANDA-I 看護診断 2009-2011〉の定義では"統合された完全な自己の知覚を維持できないこと"となっている

自己概念 促進準備状態
Readiness for Enhanced Self Concept

■ 定義

安寧のためには十分であり，かつさらに強化される力を持っている，自己についての知覚または考えのパターン

■ 診断指標

- [ ] 自己概念を高めたいと表明する
- [ ] 自己についての思い，自己価値が高い，役割実行，ボディイメージ，自己同一性に満足感を表明する
- [ ] 行動が表明された感情と思考に一致している
- [ ] 能力に対する自信を表明する
- [ ] 長所と限界を受容する

対自己暴力リスク状態
Risk for Self-Directed Violence

■ 定義*

自己に対して，身体的・情動的，そして／または性的に有害となりうる行動をとる危険因子の存在

■ 危険因子

- ☐ 自殺念慮（頻繁な，激しい，長期にわたる）
- ☐ 自殺の計画を立てる（確かで特定の致死性をもつ；破壊的な手段とその方法を手に入れられる）
- ☐ 何度も自殺企図を行ったことがある前歴；家族の自殺の既往
- ☐ 行動から得られる手がかり（例：みじめな愛の記録をつける，自分を拒絶した重要他者に怒りのメッセージを送る，自分の物を捨てる，巨額の生命保険に入る）
- ☐ ことばから得られる手がかり（例：死について話す，「私がいないほうがうまくいく」，薬物の致死量について質問する）
- ☐ 情動的な状態（絶望，失望，不安の増大，パニック，怒り，敵意）
- ☐ 精神衛生の状態（重度の抑うつ，精神病，重度の人格障害，アルコール中毒または薬物乱用）
- ☐ 対立的な対人関係　　☐ 結婚状態（独身，死別，離婚）
- ☐ 職位（重役，管理職，オーナー，専門職，半熟練職）
- ☐ 雇用状態（雇用されていない，最近失業した／失職した）
- ☐ 個人的資源の状態（達成したことがほとんどない，洞察力に乏しい）
- ☐ 社会的資源の状態（対人関係が下手，社会的に孤立，反応のない家族）
- ☐ 家族背景（混乱または対立的）
- ☐ 自己愛的な性的行動への積極的関与

- ☐ 年齢が 15-19 歳の範囲か 45 歳以上
- ☐ 性愛的志向（積極的；消極的なバイセクシャル；消極的なホモセクシャル）

＊訳注：〈NANDA-I 看護診断 2009-2011〉の定義では、"自己に対して、身体的・情動的・性的に有害となりうることを明らかに示す行動の危険がある状態"となっている

PATTERN 08

役割-関係パターン

Role-Relationship Pattern

悲嘆 ………………………… 296	親子（乳児）間弱性愛着^G … 326
悲嘆複雑化 ………………… 297	愛着障害リスク状態 ……… 328
悲嘆複雑化リスク状態 …… 299	親子（乳児）間分離^G …… 329
慢性悲哀 …………………… 300	ペアレンティング促進準備状態
非効果的役割遂行 ………… 302	………………………… 330
自立-依存の葛藤の未解決^G… 303	家族介護者役割緊張 ……… 331
社会的孤立または社会的拒絶	家族介護者役割緊張リスク状態
……………………… 304	……………………… 334
社会的孤立^G …………… 306	言語的コミュニケーション障害
社会的相互作用障害 ……… 308	……………………… 336
発達遅延：社会的技能 …… 309	コミュニケーション促進準備状態
移転ストレスシンドローム… 310	……………………… 338
移転ストレスシンドロームリスク	発達遅延：コミュニケーション技
状態 ……………………… 312	能^G …………………… 339
家族機能破綻 ……………… 313	対他者暴力リスク状態 …… 340
家族機能障害 ……………… 315	
家族機能促進準備状態 …… 318	
ペアレンティング障害 …… 319	
ペアレンティング障害リスク状態	
……………………… 322	
親役割葛藤 ………………… 324	

＊訳注：凡例

G：この診断ラベルは，ゴードンが看護職専門家 1100 人を対象に行った研究から，臨床上で極めて有用と判断し，独自に考案したものである

N：成人看護系分野で頻用される看護診断ラベルを厳選し，ゴードンの診断指標（「診断の手がかり」「支持手がかり」），危険／関連因子に対応する NANDA-I の表記を示した．（NANDA-I と表記の異なるものは対比させて併記した）(p.75 参照)

＊＊訳注：中見出しについて

「定義」「診断指標」「診断の手がかり」「支持手がかり」「原因・関連因子」「危険因子」「リスクの高い人びと」などの中見出しについては，p.74 の解説を参照

PATTERN 08 役割-関係パターン

悲嘆**
Grieving

■ 定義 (「予期悲嘆」Anticipatory Grieving**)

慣れ親しんだパターンまたは重要なもろもろの関係(人びと,財産,仕事,地位,家庭,理想,および身体の各部位とその機能を含む)の崩壊を予想すること

■ 診断指標 (「予期悲嘆」Anticipatory Grieving**)

●診断の手がかり
- [ ] 重要な人びと,財産,仕事,地位,家庭,理想,身体の各部位との機能の喪失の可能性
- [ ] 潜在的な(予期される)喪失に対する苦悩を言葉で表明する

上記の他に,以下の1つまたはそれ以上の手がかり(特徴)がある:
- [ ] 怒り[N](p.75参照)
- [ ] 悲しみ,悲嘆,泣く
- [ ] 頻繁に泣く,感情にむせぶ
- [ ] 食習慣の変化
- [ ] 睡眠パターンの変調[N]または夢のパターンの変調[N]
- [ ] 活動レベルの変調[N]
- [ ] リビドー(性欲)の変調[N] 神経内分泌機能の変調
- [ ] 予期される喪失を理想化する[N] 喪失の意味をつくり出す
- [ ] 発達上の退行
- [ ] 課題への集中力または遂行力の変調

*原注:この状態は,しばしば介入のための焦点となる(すなわちこの診断ラベルは原因/関連因子として用いられる)

*訳注:〈NANDA-I 看護診断 2009-2011〉からこう変更されている.定義は"個人や家族,そして地域社会が,それによって実際の喪失,予期的な喪失,または知覚した喪失を自分の日常生活に組み込む,情動的・身体的,霊的・社会的・知的な反応および行動を含む正常で複雑な過程"で,「予期悲嘆」を包括する内容となっている

**訳注:NANDA-Iの「予期悲嘆」の定義は"やがてくる喪失の知覚にもとづいて自己概念を変容する過程を,個人・家族・地域社会がうまく処理しようとする手段となる知的反応と情動的反応および行動"であった

悲嘆 複雑化*

Complicated Grieving

■ 定義 (「悲嘆機能障害」Dysfunctional Grieving**)

悲嘆の過程が長期にわたること（悲嘆が解決されない），または激しいこと．それは，もろもろの関係（人びと，財産，仕事，地位，家庭，理想，および身体の各部位とその機能を含む）の実際のまたは知覚された喪失やパターンの変化に伴って起こる

■ 診断指標

●診断の手がかり

- [ ] 喪失または喪失の否認の苦悩／絶望を言葉で表明する

上記の他に，以下の1つまたはそれ以上の手がかり（特徴）がある：

- [ ] 解決に至る以前の悲嘆プロセスが進まない
- [ ] 文化的集団に対して予想される時間以上に悲嘆が長引く
- [ ] 文化的集団に対して予想にまさって誇張された情緒的反応（反応の強さの程度）

●支持手がかり

- [ ] 課題への集中力そして／または遂行力の変調
- [ ] 罪悪感，自責の感情を表明する
- [ ] 未解決の問題について表明する
- [ ] 悲しみ，怒り，泣く，変わりやすい感情
- [ ] 喪失の意味を表現することが困難
- [ ] 日常生活動作（ADL）の変調：仕事，社会活動，リビドー（性欲）の変調，食習慣の変化，睡眠-夢パターンの変化
- [ ] 喪失した対象の理想化
- [ ] 過去の体験を追体験する，発達上の退行
- [ ] 死の不安

■ 原因・関連因子

- [ ] 喪失または知覚された喪失または変化（特定する）
- [ ] サポート・システムが得られない

■ リスクの高い人びと

- [ ] 喪失以前からの神経症的傾向
- [ ] 頻繁な大きなライフイベント，その変化
- [ ] 精神医学的または精神衛生障害の治療の既往歴
- [ ] 先天性奇形
- [ ] 周産期の喪失（最近の妊娠期間，乳児の生きていた日数，夫婦の適合性の問題，周産期の喪失の前歴，他に生存している小児がいない）

*訳注：〈NANDA-I 看護診断 2009-2011〉から，こう変更されている．その定義は"死別に引き続く苦悩の経験が機能障害における標準的な期待と徴候をもたらさない，重要他者の死のあとに生じる障害"である
**訳注：NANDA-Iの「悲嘆機能障害 Dysfunctional Grieving」の定義は"喪失の知覚にもとづく自己概念を変容する過程をとおして個人・家族・地域社会がうまく処理しようと試みる手段となる知的反応と情動的反応の，長期にわたる不成功な使用"であった

悲嘆 複雑化リスク状態*

Risk for Complicated Grieving

■ 定義 （「悲嘆機能障害リスク状態」Risk for Dysfunctional Grieving**）

実際のまたは知覚された喪失に引き続いて，悲嘆の過程が長期間にわたって続くか激しくなる危険の存在

■ 危険因子

- [ ] 喪失前の神経症的傾向
- [ ] しばしば起こる主要なライフイベント，変化
- [ ] 過去にあった心理的または精神衛生的な障害
- [ ] 不安および不全感に陥りやすい傾向
- [ ] 先天性奇形
- [ ] 周産期における喪失（最近の妊娠期間，乳児の生きていた日数，夫婦の適合性の問題，周産期の喪失の前歴，他に生存している小児がいない）

---

*訳注：〈NANDA-I 看護診断 2009-2011〉から，こう変更されている．その定義は "死別に引き続く苦悩の経験が機能障害における標準的な期待と徴候をもたらさない，重要他者の死のあとに生じる障害の危険がある状態" である

**訳注：NANDA-I の「悲嘆機能障害リスク状態 Risk for Dysfunctional Grieving」の定義は "死または喪失の知覚に引き続いて，個人・家族・地域社会によって，長期にわたって不成功に知的反応と情動的反応が使用される危険" であった

慢性悲哀
Chronic Sorrow

定義*

疾患または障害の経過を通して，絶え間ない喪失に反応して経験される，周期的で，再発性で，潜在的に進行性の，どこまでも染みわたる悲しさ

診断指標

- 現在の状態と，過去または自分が望む状況との相違やギャップについて述べる
- 次の一つあるいはそれ以上の感情について表現する；強さが変化する，周期的に起こる，時間とともに強まっていきそうである，最高レベルの個人的安寧そして社会的安寧に到達する能力を妨害する
  - 周期的で，再発性の悲しみの感情
  - 怒り
  - 真価を認められていないという思い
  - 混乱状態
  - 抑うつ状態，孤独感，空虚感
  - 失望，欲求不満
  - 恐怖
  - 罪悪感または自責
  - 無力，絶望，押しつぶされる感覚
  - 自己尊重の低下
  - 喪失（繰り返される）

原因・関連因子

- 慢性の，または生命を脅かす病気または身体障害〔特定する：精神発達遅延，多発性硬化症，不妊症，癌，パーキンソン病，早産，二分脊椎または他の先天性欠損，慢性精神病（例：統合失調症，双極性障害，自閉症，認知症）〕

- ☐ 愛する者の死
- ☐ 一つまたはそれ以上の引き金となる出来事（明らかな喪失経験に起因する不釣合いな感覚に焦点を集める，または不釣合いな感覚の体験をつのらせてしまう環境，状況，および状態）：
  - ◇ 疾患の管理上の危機
  - ◇ 発達段階，見逃した機会喪失，または見逃した節目に関連した危機（発達的，社会的，または個人的な基準との比較をもたらす）
  - ◇ 自己と他者の異種性を常に思い出させる，終わることのないケアの提供または他の役割の変化

■ リスクの高い人びと

- ☐ 慢性的な，または人生を脅かす疾患の軌跡の中で，絶え間なく喪失を経験している人，または家族介護者
- ☐ 愛する者を失ったことに反応している，あとに残された遺族
- ☐ 解剖学的障害（例：口蓋披裂，視覚系神経筋障害，聴覚系神経筋障害，発声器官障害）

＊訳注：〈NANDA-I 看護診断 2009-2011〉の定義では"――経験される"の前に"（親または介護者，あるいは慢性疾患または障害をもつ者によって）"と補われている

非効果的 **役割遂行**（特定する）

Ineffective Role Performance (Specify)

定義*

役割責任の変化，葛藤，否認，または役割責任を果たすことができない（タイプを特定する；これは広範な分類上のカテゴリーである）

診断指標

- □ 役割否認
- □ 役割葛藤
- □ 自分が知覚している役割の変化
- □ 他者が知覚している役割の変化
- □ 役割再遂行のための（身体的）能力の変化
- □ 役割に関する知識不足
- □ 通常の責任パターンの変化：
  - ◇ 役割過剰
  - ◇ 役割不満
  - ◇ 役割混乱
  - ◇ 役割緊張
  - ◇ 役割両義性（アンビバレンス）

＊訳注：〈NANDA-I 看護診断 2009-2011〉の定義では"周囲の状況や規範，期待に合わない行動パターンおよび自己表現"となっている

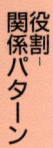

自立-依存の葛藤の未解決 G

Unresolved Independence-Dependence Conflict

■ 定義

自立（または依存）すべきであるという，治療上，成熟上，または社会生活上の期待に対して，自立（または依存）のニードや欲求に関する決断力が不足している

■ 診断指標

●診断の手がかり
- ☐ 自立したいという欲求を繰り返し言葉で表明する（なんらかの依存を必要とする状況において：治療上，成熟上，社会生活上）

または
- ☐ 依存したいという欲求を繰り返し言葉で表明する（自立を必要とする状況において；治療上，成熟上，社会生活上）

上記の他に，以下の1つまたはそれ以上の手がかり（特徴）がある：
- ☐ 怒りの表現
- ☐ 不安

■ リスクの高い人びと

- ☐ 脊髄損傷
- ☐ 床上安静の指示
- ☐ 身体的活動の制限
- ☐ 青年期の人
- ☐ 退行性の慢性疾患

社会的孤立 または 社会的拒絶*
Social Isolation *or Social Rejection*

■ 定義

自分自身がもたらしているにもかかわらず，他者によって強いられたものであり，否定的で脅威となる状態であると思い込んでいる孤独な状態

■ 診断指標

●診断の手がかり
以下の1つまたはそれ以上の手がかり（特徴）がある：
- ☐ 他者に強いられた孤立感，拒絶感，または他者との相違感情を表明する
- ☐ 優勢な文化的集団には受け入れられない行動を示す
- ☐ 下位の文化的集団には受け入れられるが，優勢の文化的集団には受け入れらない価値を表明する
- ☐ 発達年齢または発達段階にしては不適切な関心または活動が観察されるまたは表明する

●支持手がかり
- ☐ 自身の考えに没頭し，意味のない行動を繰り返す
- ☐ 他者の期待を満たす能力がない，または人前で不安になることに気づいている
- ☐ ひとりでいるか，下位の文化の中にいようとする
- ☐ 人生における重要な目標に対する不十分さ，または人生における目標の欠如を自覚している
- ☐ 悲しい，退屈な感情
- ☐ 無口，引きこもり，アイコンタクト（視線を交わす）がない
- ☐ 声，行動で敵意を表現する

■ 原因・関連因子

- ☐ 身体的な外見または精神状態の変調
- ☐ 発達遅延（社会的技能）　　☐ 未熟な関心事
- ☐ 受け入れられることがない社会的行動または価値
- ☐ 健康状態の変調
- ☐ 満足のいく個人的関係をもつことができない

■ リスクの高い人びと

- ☐ 精神障害
- ☐ 人目を引く身体障害，特徴ある症状
- ☐ 精神遅滞

＊原注：NANDAインターナショナルは，この状態に対して「社会的孤立」を使用する

社会的孤立 G*
Social Isolation

■ 定義

個人の統合のために望ましい,または必要とされるレベル以下で,対人との相互作用の結果と考えられる孤独の感情

■ 診断指標

●診断の手がかり
- [ ] 他者からの孤立感を表明する

上記の他に,以下の1つまたはそれ以上の手がかり(特徴)がある:
- [ ] 重要他者との接触の不足,または重要他者がいない
- [ ] 地域社会との接触が欠如しているか限られている
- [ ] 仲間との接触が少ない

●支持手がかり
- [ ] アパシー(無関心)
- [ ] 隠遁(いんとん)
  (訳注:世間から離れて隠れ住むこと)

■ 原因・関連因子
- [ ] 可動性の障害
- [ ] 治療的隔離
- [ ] 社会文化的な不調和
- [ ] 不十分な地域社会の資源
- [ ] ボディイメージ混乱
- [ ] 恐怖(環境公害,暴力)

■ リスクの高い人びと
- [ ] 虚弱な高齢者
- [ ] 治療的隔離
- [ ] 傷跡

＊訳注：〈NANDA-I看護診断 2009-2011〉の「社会的孤立」の定義は，本書では「社会的孤立または社会的拒絶」（前項）の定義として採用されている

社会的相互作用 障害

Impaired Social Interaction

■ 定義

不十分な量の，または過剰な社会的交流，あるいは質的に非効果的な社会的交流

■ 診断指標

●診断の手がかり
- [ ] 社会的な状況が不快であると言葉で表明する，または観察される（例：満足できる帰属意識，親身な配慮，関心事，または共有の歴史を受け入れたり，あるいは伝達することができない）
- [ ] 成功しない社会的相互作用行動をとることが観察される

●支持手がかり
- [ ] 同僚，家族，他者との相互作用がうまく機能していない
- [ ] 相互作用のスタイル，またはパターンの変更に関する家族からの報告

■ 原因・関連因子

- [ ] 知識または技能不足（相互関係を高める方法）
- [ ] コミュニケーションの障壁
- [ ] 自己概念の混乱
- [ ] 重要他者または同僚が近くにいない（サポートシステムの不足）
- [ ] 身体可動性の制限
- [ ] 治療的な隔離
- [ ] 社会文化的な不調和
- [ ] 環境的な障壁
- [ ] 思案過程の変調
- [ ] 感覚欠損（視覚，聴覚）

発達遅延：社会的技能 G（特定する）
Developmental Delay: Social Skills (Specify)

■ 定義

社会的技能の習得が年齢に見合わずはずれている（偏位している）

■ 診断指標

●診断の手がかり
- [ ] 同一年齢集団または発達レベルに相応した社会的相互作用技能を習得するのが遅い，または困難
- [ ] 相互作用機能の障害

■ 原因・関連因子

- [ ] 環境的，刺激，模範の不足
- [ ] 多数の養育者，不適切な養育
- [ ] 身体障害の影響
- [ ] 自己尊重の混乱
- [ ] 一貫しない応答
- [ ] 分離（重要他者からの）
- [ ] 無関心
- [ ] 社会的孤立

移転ストレスシンドローム*
Relocation Stress Syndrome

■ 定義

ある環境から別の環境に移ることに引き続く，生理的，心理社会的な混乱

■ 診断指標

●診断の手がかり
- ☐ 環境または場所の変化
- ☐ 不安，心配，移転について心配または動揺していると言語に出す
- ☐ 反応性うつ状態，悲しみの感情そして／または混乱の拡大（高齢者の場合）
- ☐ 孤独の表現
- ☐ 移動に関する無力または怒りの感情
- ☐ 睡眠パターン障害，そして／または食習慣の変化，消化器系障害

●支持手がかり
- ☐ 中等度から高度の環境変化
- ☐ 移転前のスタッフは移転後のスタッフに比べてよくないという
- ☐ 間近に迫った移転のためにほとんどまたは全く準備できていない
- ☐ 以前にも移転した前歴がある（同じまたは異なったタイプの）
- ☐ 移転の決定に関連した喪失
- ☐ 同時発生の，最近の，過去の喪失
- ☐ 依存 ☐ 不安，信頼の不足
- ☐ サポートシステムの不足
- ☐ 落ち着きがない，警戒する，または引きこもり
- ☐ 体重の変化
- ☐ 健康状態の悪化または減退（心理社会的／身体的）

■ リスクの高い人びと

- ☐ 出発前のカウンセリング／サポートの不足
- ☐ 言葉の障壁   ☐ 家族／友人からの別離
- ☐ 健康状態の変調

＊原注：通常，シンドロームが起こりそうな原因（原因／関連因子）は診断ラベル名に含められる（例：移転）

移転ストレスシンドローム リスク状態
Risk for Relocation Stress Syndrome

■ 定義

ある環境から別の環境に移ることに引き続く，生理的，心理社会的な混乱の危険がある状態

■ 危険因子

- [ ] 中等度から高度の環境の変化（例：身体的，民族的，文化的）
- [ ] 一時的そして／または永続的な移動
- [ ] 自発的または不本意の移動
- [ ] 十分なサポートシステム／グループの不足
- [ ] 中等度の精神実践能力（例：変化を経験するのに十分な自覚）
- [ ] 移転で経験することが予測不可能なこと
- [ ] 心理社会的または身体的健康状態の悪化
- [ ] 出発前のカウンセリングの不足
- [ ] 受動的コーピング
- [ ] 過去のまたは現在の喪失

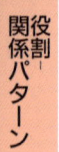

家族機能 破綻（特定する）
Interrupted Family Processes（Specify）

■ 定義*

家族システム（家族成員）が相互の成長と成熟のために，家族成員の要求を満たす，家族機能を実行する，あるいはコミュニケーションを維持することができない状態

■ 診断指標

- □ 家族成員が相互の成長と成熟のために互いにかかわり合うことができない
- □ はっきりしたメッセージを送ったり，受け取ることに失敗する
- □ 十分に伝達されない家族のしきたり，儀式，シンボル：吟味されていない家族神話
- □ 不健康な家族意思決定過程
- □ 家族成員が広範な感情を表現することや，受け入れることができない
- □ 援助を容認し受けることができない
- □ 家族成員の個別性，自主性に対して敬意を示さない
- □ 機能や役割の硬直
- □ 現在の（または過去の）家族発達課題を達成できていない
- □ 不適切（非生産的）な家族境界の維持
- □ 変化に適応できない
- □ 外傷体験または危機体験を建設的に取り扱えない
- □ 両親が互いの育児のやり方に関する見解に敬意を示さない
- □ エネルギーの不適切（非生産的）なレベルと方向
- □ 家族成員の要求を満たすことができない（身体的，安全，情緒的，精神的）
- □ 家族が地域社会活動に参加しない

原因・関連因子

- ☐ 状況の危機または状況の移行（例：家族成員のアルコール症）
- ☐ 発達危機または発達上の移行

＊訳注：〈NANDA-I 看護診断 2009-2011〉の定義では"家族関係，そして／または家族機能の変化"となっている

家族機能障害*
Dysfunctional Family Process

■ 定義

葛藤や問題の否認，変化に対する抵抗，非効果的な問題解決，一連の自己保存的な危機を招く，家族単位の心理社会的，霊的，生理学的機能が慢性的に破壊されている

■ 診断指標

●診断の手がかり
●役割と関係
- [ ] 家族関係の崩壊，家族力動の障害
- [ ] 非効果的な配偶者間のコミュニケーションまたは結婚生活上の問題
- [ ] 役割機能の変調または家族役割の破綻
- [ ] 一貫性のないペアレンティングまたは親ならではのサポートに関する低い自覚
- [ ] 家族の否定
- [ ] 親密さが有害に作用，親密な関係をもつのが困難
- [ ] 慢性的な家族問題
- [ ] 閉鎖的なコミュニケーションシステム

●行動
- [ ] 怒りの不適切な表現
- [ ] コミュニケーションの障害
- [ ] 問題の正当化または否定
- [ ] 家族の情動的なニーズを満たすことができない
- [ ] ごまかし
- [ ] 他者を批判する
- [ ] 約束を破る
- [ ] 援助を求めることを拒絶する，または援助を適切に容認し受けるこ
- [ ] 飲酒の抑制喪失
- [ ] 非効果的な問題解決技能
- [ ] 飲酒し続けられる
- [ ] 依存
- [ ] アルコール乱用

とができない
- [ ] 他者を非難する
- [ ] アルコール症に関する理解と知識が不十分

● 感情
- [ ] 低い自己尊重，価値がないという感じ，不安定
- [ ] 怒りまたは抑圧された憤怒
- [ ] 欲求不満，無力，絶望
- [ ] 不安，緊張，苦悩
- [ ] 抑圧された感情
- [ ] アルコール依存症者の振る舞いに対する責任
- [ ] 消えない恨み，傷つける，羞恥，当惑
- [ ] 不幸，情緒的孤立，孤独感，拒否
- [ ] 罪悪感
- [ ] 病弱
- [ ] 不信

● 支持手がかり
● 役割と関係
- [ ] 三角関係* にある家族関係（*訳注：対立した両親と子どもの間に生じるギクシャクとした関係）
- [ ] 家族が互いに協力して成長し成熟する関係をつくる能力の低下
- [ ] 関係を結ぶために必要な技能の不足
- [ ] 密接さの不足，家族のしきたりの崩壊
- [ ] 家族の安全のニーズを満たすことができない，拒絶のパターン
- [ ] 家族成員の個性，自律性を尊重しない
- [ ] 経済的問題，義務の不履行

● 行動
- [ ] 家族の情動的なニーズを満たすことができない
- [ ] 幅広い感情を表せない，広範な感情を受け入れられない
- [ ] 目標の達成よりも緊張緩和を求める
- [ ] 家族の特別な行事がアルコールを中心に運ばれる
- [ ] 矛盾の拡大
- [ ] 虚言（うそをつく）
- [ ] 矛盾した，または詭弁を伴うコミュニケーション
- [ ] 葛藤に対処しない
- [ ] 厳しい自己判断
- [ ] 孤立
- [ ] アルコール以外の物質乱用，またはニコチン中毒
- [ ] 楽しめない
- [ ] 自己非難

- [ ] 解決されない悲嘆
- [ ] コミュニケーションが統制される，または権力争い
- [ ] 変化に適応できない
- [ ] 未熟性
- [ ] ストレスに関連する身体疾患
- [ ] 心的外傷（トラウマ）を受けた体験に建設的に対処できない
- [ ] 承認，肯定を求める
- [ ] 信頼性の欠如
- [ ] 子どもの学業成績の混乱
- [ ] 集中できない
- [ ] 無秩序
- [ ] 現在または過去の発達課題を遂行できない，ライフサイクルの移行が困難
- [ ] 配偶者または親の言葉による虐待
- [ ] 興奮
- [ ] 身体的接触の消失

●感情
- [ ] 他者とは違っていると思う
- [ ] 抑うつ
- [ ] 敵意
- [ ] 他者による情緒コントロール
- [ ] 混乱，アイデンティティの欠如
- [ ] 不満足，不きげん
- [ ] 喪失，自暴自棄
- [ ] 真価を認められない
- [ ] 混乱した愛情と哀れみ
- [ ] 失敗，愛されてないと思う

原因・関連因子

- [ ] アルコール乱用，治療への抵抗
- [ ] アルコール症の家族歴
- [ ] 不十分なコーピング技能
- [ ] 遺伝的素因，嗜癖しやすい性格
- [ ] 問題解決技能の不足

＊訳注：〈NANDA-I 看護診断 2009-2011〉の診断ラベルでは「家族機能障害：アルコール症 Dysfunctional Family Process: Alcoholism」から"アルコール症"が省かれている．しかし定義や診断指標・関連因子は同じ内容である

家族機能 促進準備状態
Readiness for Enhanced Family Processes

■ 定義

家族成員の安寧を支えるには十分であり，かつさらに強化する力を持っている，家族機能のパターン

■ 診断指標

- [ ] 家族力動を強化したいという意思の表明
- [ ] 家族機能が家族の身体的，社会的，心理的ニーズを満たしている
- [ ] 活動が，家族の安全と成長を支えている
- [ ] コミュニケーションが十分である
- [ ] 人間関係が一般的に肯定的である；地域社会と持ちつ持たれつの関係にある；家族の課題が達成されている
- [ ] 家族役割が発達段階に対して柔軟，そして適切である
- [ ] 家族に対する敬意が明らかである
- [ ] 家族が変化に適応している
- [ ] 家族同士の境界が維持されている
- [ ] 家族のエネルギーレベルが日常生活活動を支えている
- [ ] 家族の復元力が明らかである
- [ ] 自律性と凝集性のバランスがよい

ペアレンティング障害（障害を特定する）
Impaired Parenting (Specify Impairment)

■ 定義*

本来の養育者が，こどもに最適の成長発達を促進する環境をつくり出すことが不可能（一般に，ペアレンティングに適応していくことは，子供の出生に続く正常な成熟過程である）

■ 診断指標

●親として
- □ 乳児への不安定な愛着行動，または愛着行動の不足
- □ 母と子または親と子の相互作用の不足
- □ 子どもの合図を識別して行動することができない
- □ 矛盾しているか不適切な養育技能：
  - ◇ 一貫性のない行動管理
  - ◇ 一貫性のないケア
  - ◇ 不適切な子どものケアの準備
  - ◇ 子どものニーズや状況を満足させる柔軟性がない
  - ◇ 不適切な子どもの健康維持
- □ 不適切な視覚，触覚，聴覚刺激：
  - ◇ 子供に関する否定的な言動
  - ◇ 子供に対する拒絶反応または敵意
  - ◇ 懲罰をよく与える
  - ◇ ほとんど抱かない
  - ◇ 遺棄（訳注：置き去りにされ放置される）
  - ◇ 子どもの虐待
  - ◇ 子どもの無視（ネグレクト）
  - ◇ 体罰を好む
- □ 子ども，自己，配偶者に対する非現実的な期待

- [ ] 安全でない家庭環境
- [ ] 子どものニーズを満足させることができないと述べる
- [ ] 子どもをコントロールすることができないと言葉に出す
- [ ] 役割が不適切であること，また欲求不満を言葉に出す

●乳児または子供の因子
- [ ] 発達遅滞
- [ ] 不十分な愛着行動（例：両親からの分離不安に欠ける）
- [ ] 認知能力の発達が劣っている，学業成績が劣っている
- [ ] 社会的能力が劣っている
- [ ] 行動障害，度重なる病気や事故
- [ ] 虐待の形跡　　　　　　　　- [ ] 家出

■ 原因・関連因子

●身体的因子
- [ ] 睡眠剝奪または破綻
- [ ] 乳児または子供の身体的障害または発育遅延

●社会的因子
- [ ] 望まれた性別でない
- [ ] 親-乳児または親-子どもの長すぎる分離
- [ ] 注意不足-活動的すぎる障害
- [ ] 子供の気質と親の期待とが一致しない
- [ ] 子どもの父親がかかわらない
- [ ] 結婚生活での葛藤，満足感の不足
- [ ] 家族の結束力の欠如　　　　- [ ] 経済的困難，貧困
- [ ] 職についていない，または仕事上の問題
- [ ] 資源の欠如，資源へのアクセス方法の不足（例：交通機関）
- [ ] 法的困難
- [ ] 親役割モデルの欠如または不足
- [ ] まずい家庭環境　　　　　　- [ ] 移転
- [ ] 家族単位の変化
- [ ] 親であることに価値を持たない
- [ ] 社会的孤立，ソーシャルサポートのネットワークの不足

ペアレンティング障害

- [ ] ストレスがある
- [ ] 役割緊張または過負荷
- [ ] 適応できないコーピング方略またはストレス
- [ ] 問題解決技術が下手，またはコミュニケーション技術が下手
- [ ] 自己尊重の状況的低下
- [ ] 子供のニーズを自分のニーズより優先することができない

●知識因子
- [ ] 知識不足（子どもの発達に関する）
- [ ] 知識不足（ペアレンティング技能に関する）
- [ ] 知識不足（子どもの健康維持に関する）
- [ ] 親であることの認識に対するレディネスの不足
- [ ] 認識機能が劣る
- [ ] コミュニケーション技術が下手

■ リスクの高い人びと

- [ ] 身体障害者
- [ ] 未婚の親
- [ ] 低い社会経済的階層
- [ ] 低い教育レベルまたは学歴
- [ ] 言葉による虐待をした前歴
- [ ] 虐待をされた前歴
- [ ] 物質乱用または物質依存，精神疾患の既往
- [ ] 計画外妊娠，または望まれない妊娠
- [ ] 早産；難産，分娩が困難
- [ ] 若年者，特に青年期
- [ ] 短い間隔で多数の子供が生まれた
- [ ] 妊婦管理の不足または遅延
- [ ] 多産
- [ ] 出生時の両親からの分離

＊訳注：〈NANDA-I 看護診断 2009-2011〉の定義では，（　）内の表記がなく，また末尾が"……環境をつくり出したり，維持したり，回復することが不可能"と変更されている

役割-関係パターン

ペアレンティング 障害リスク状態（特定する）
Risk for Impaired Parenting (Specify)

■ 定義*

本来の養育者が，こどもに最適の成長発達を促進する環境をつくり出したり，維持したり，回復することが不可能である危険がある状態（一般に，ペアレンティングに適応していくことは，子供の出生に続く正常の成熟過程である）

■ 危険因子

●社会的因子

- [ ] シングルの親
- [ ] 子どもの父親がかかわらない
- [ ] 家族の結束力の欠如
- [ ] 貧困
- [ ] 経済的困難
- [ ] 失業または仕事上の問題
- [ ] 低い社会経済的階層
- [ ] 資源そして／または資源へのアクセス方法の不足（例：交通機関）
- [ ] 言葉による虐待をした前歴
- [ ] 虐待をされた前歴
- [ ] 法律上の困難
- [ ] 親役割モデルの欠如または不足
- [ ] まずい家庭環境
- [ ] 移転
- [ ] 家族単位の変化
- [ ] 親であることに価値を持たない
- [ ] 社会的孤立，ソーシャルサポートのネットワークの不足
- [ ] 役割緊張または過負荷
- [ ] 適応できないコーピング方略またはストレス
- [ ] 問題解決技術が下手，またはコミュニケーション技術が下手
- [ ] 自己尊重の状況的低下
- [ ] 子供のニーズを自分のニーズより優先することができない
- [ ] 計画されていないまたは不必要な妊娠

- ☐ 不十分な子どものケアの準備

●**知識因子**
- ☐ 子どもに対する非現実的な期待
- ☐ 知識不足（子どもの発達に関する）
- ☐ 知識不足（ペアレンティング技能に関する）
- ☐ 知識不足（子供の健康維持に関する）
- ☐ 親であることの認識に対するレディネスの不足
- ☐ 教育レベルや学歴が低い，認知機能の制限
- ☐ 子どもの合図を識別して行動することができない
- ☐ 体罰を好む

●**身体的因子**
- ☐ 出産前ケアの不足または遅延　☐ 若年者，特に青年期
- ☐ 短い間隔で多数の子供が生まれた
- ☐ 多産　☐ 難産および／または分娩が困難
- ☐ 身体的疾患，身体障害　☐ 睡眠剥奪または破綻

●**心理的因子**
- ☐ 結婚生活上の葛藤，満足感の低下
- ☐ 子どもまたは乳児との分離
- ☐ 物質乱用または物質依存の既往
- ☐ 精神病の既往　☐ うつ状態

●**乳児／小児の因子**
- ☐ 出生時における親との分離　☐ 長期間の親との分離
- ☐ 早産　☐ 乳児または子どもの病気
- ☐ 身体的障害または発育遅延　☐ 気むずかしい気質
- ☐ 親の期待にかなった善良な気質の不足
- ☐ 注意力不足-活動的すぎる障害
- ☐ 計画外または望まれない子ども，希望されなかった性別の子供
- ☐ 多産　☐ 知覚能力の変調

＊訳注：〈NANDA-I 看護診断 2009-2011〉の定義では，（　）内の表記がない

親 役割葛藤
Parental Role Conflict

定義

危機に反応した，親の役割混乱と役割葛藤の体験

診断指標

●診断の手がかり
以下の1つまたはそれ以上の手がかり（特徴）がある：
- □ 入院中または家庭において，子どもの身体的ニーズ，情緒的ニーズに備えることに，自分（親）たちは不適当であるという心配または感情を表現する；励ましや支えがあっても，いつもの育児活動に参加しようとしない
- □ 親の役割の変化，家族機能，家族内コミュニケーション，家庭の健康に関する心配を表明する
- □ 定例処置的な世話に破綻をきたしている様子を示す
- □ 子どもに関する意思決定をコントロールできないと思い込んで心配する
- □ 子どもの病気が家族機能に及ぼす影響について，罪悪感，怒り，恐怖，そして／または欲求不満の感情を言葉に出す（参照：「家族機能障害」）

原因・関連因子

- □ 親子分離（慢性疾患のために）
- □ 侵襲的な方法，または拘束的な方法に対するおびえ（例：隔離，挿管，専門分化したケア施設，方針）
- □ 特別なニーズを持つ子どもの在宅ケアの設定（例：呼吸停止のモニタリング，体位ドレナージ，高カロリー療法）

- □ 結婚生活の状態の変化
- □ 在宅ケアでの治療計画が原因の家庭生活の中断（処置，介護者，息ぬきができない）

親子（乳児）間弱性愛着 G

Weak Parent-Infant Attachment

■ 定義

親と乳児または本来の養育者と乳児の間の非互恵的なきずな関係のパターン

■ 診断指標

●診断の手がかり
●乳児
- [ ] あやしたり，または満足させようとする試みに乳児が反応しない
- [ ] 乳児が，ケアを引き出させたり，そして／または行動を起こさせる手がかりを与えることができない
- [ ] イライラしている乳児，または親に対する応答が低い乳児

●親-乳児
- [ ] 互いの相互作用パターンが低い（例：最小限の笑み，触れたりキスすることへの反応としての最小限のおしゃべり）
- [ ] アイコンタクト（視線を交わす）がない，またはごくわずか

●親
- [ ] 入院する乳児への面会が少ない（例：週に2回以下）
- [ ] 乳児に対する最小限の微笑みかけ，親密な接触，抱きしめる，話しかけることがごくわずか
- [ ] 授乳またはおむつ交換などの必要なときを除き，乳児に触れる，なでる，軽く叩く，ゆする，抱く，キスすることがごくわずか
- [ ] 子どもの合図に気づく親の反応が不適切または不足している（例：泣いていてもなだめようとしない，または成功しない方法を続ける）
- [ ] "顔がふれる"位置に身を置いたり，目と目の接触をしない

●出生前
- [ ] 妊娠三半期（9か月以降）になっても，妊娠に対して否定的またはアンビバレンスな感情を持っている

●支持手がかり
- [ ] 乳児について肯定的なコメントがほとんどない，失望を表現する
- [ ] 哺乳瓶を立てかける，または母乳を与えている間の緊張した姿勢
- [ ] 妊娠を受け入れるか迷っていた，妊娠三半期になっても妊娠に関する否定的またはアンビバレンスな感情を持っていたという出生前の既往
- [ ] リスクの高い青年期にある親，身体的または精神的疾患を持つ親
- [ ] 母親の死亡または重篤な疾患の結果として起こる，乳児に対する親の恨み

■ 原因・関連因子

- [ ] 親としての不安
- [ ] 恐怖（特定する）
- [ ] 親-乳児の分離
- [ ] 育児能力の低さの知覚（乳児の保育）
- [ ] （幼児の）社会的応答の低さ
- [ ] サポートシステムの不足
- [ ] 家族のストレス

愛着障害リスク状態*

Risk for Impaired Attachment

定義

保護的な関係や互恵的な養育関係の発達を促進する，親または重要他者と子ども（乳児）との間の相互作用過程の破綻の危険がある状態

危険因子

- □ 親が個人的なニーズを満足できない
- □ 親役割に伴う不安   □ 物質乱用
- □ 未熟児
- □ 行動機構の変調があるために親とうまく接触できない疾患のある乳児または子ども
- □ 親子（乳児）の分離   □ 身体的障壁
- □ プライバシーの欠如

*訳注：〈NANDA-I 看護診断　定義と分類 2009-2011〉では，「親子（乳児）間愛着障害リスク状態 Risk for Impaired Parent-Infant/Child Attachment」の診断ラベルがこう変更された

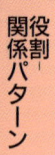

親子（乳児）間分離^G

Parent-Infant Separation

■ 定義

乳児と親との相互作用を妨げる因子が存在すること

■ 診断指標

●診断の手がかり
- 親が相互作用について恐怖を示す言葉で表現する（例：乳児が死ぬかもしれない，乳児を傷つけるのではないかという恐怖）
- 以下の一つまたはそれ以上の理由で，乳児と接触する機会が少ない：
    - 親が定期的に病院に面会に行けない
    - 乳児と親とが目と目を合わせる機会がないまたは制限がある
    - 触れ合いによる相互作用の機会がないまたは制限がある
    - 乳児が物音または接触に耐えられない
    - 乳児に直接近づく機会がない

●支持手がかり
- 分離または乳児についての知識不足のため，親が乳児を養育できないことに関して言語に出す
- 乳児の状態に関する直接的な情報の不足

■ 原因・関連因子

- 家族が入院中の乳児に面会するのに交通の便が悪い
- サポートシステムの不足（例：病院に面会に行くことを可能にするケア交替者の不足）

■ リスクの高い人びと

- 早産
- 乳児または親の入院
- 乳児または親の重大な疾患

ペアレンティング 促進準備状態
Readiness for Enhanced Parenting

■ 定義

成長と発達を促すには十分であり，かつさらに強化する力をもっている子どもまたは他の被扶養者（たち）のための環境を提供するパターン

■ 診断指標

- [ ] ペアレンティングを強化したいという意思を表明する
- [ ] 子どもたちおよび他の依存する人（たち）が，家庭環境に満足であることを表明する
- [ ] 子どもたちおよび他の依存する人（たち）の情緒的支援の証拠
- [ ] きずな／愛着の証拠
- [ ] 子どもたちおよび他の依存する人（たち）の身体的ニーズ，情緒的ニーズが満たされている
- [ ] 子どもたちおよび他の依存する人（たち）への現実的な期待を示す

家族介護者役割緊張

Caregiver Role Strain

■ 定義*

家族介護者の役割を遂行するのが困難だと，家族介護者が知覚している

■ 診断指標

●診断の手がかり

以下の1つまたはそれ以上を，家族介護者が報告する：
- □ 必要とされる介護を提供するには資源が十分でない
- □ 必要な介護活動を完遂するのが困難
- □ 介護を受ける人について心配する（例：介護を受ける人の健康状態や情緒の状態，介護を受ける人を施設に入れなければならないこと，そして／または介護者に何かが起きたら誰が介護を受ける人の世話をするのか）
- □ 介護することが家族介護者の人生の他の重要な役割を妨害していると感じる
- □ 介護を受ける人が介護が始まる前と比較して「別人のようだ」という理由による喪失感
- □ 子供の場合，介護を受ける子供が家族介護者の期待していた子供でなかったという喪失感
- □ ケアを提供する問題をめぐる家族の葛藤
- □ 介護を受ける人と家族介護者との関係におけるストレスや緊張
- □ 抑うつ
- □ 介護活動の妨げになる変化
- □ 定例処置的ケアに心を奪われる

●支持手がかり
●介護者の状態-身体的
- ☐ 消化器系の不調（軽度の胃痙攣，おう吐，下痢，胃潰瘍の再発）
- ☐ 体重の変化
- ☐ 皮疹
- ☐ 高血圧，循環器系疾患
- ☐ 糖尿病
- ☐ 疲労，頭痛

●介護者の状態-情動的
- ☐ 個人コーピングの障害；個人的要求を満たす時間の不足
- ☐ 睡眠障害
- ☐ 怒り，ストレス反応
- ☐ 身体化（訳注：心理的負担や葛藤を身体症状に変換する防衛機構）
- ☐ 神経質さの増大
- ☐ 情動の不安定
- ☐ いらだち，欲求不満

●介護者の状態-社会経済的
- ☐ 社会生活からの引きこもり
- ☐ 余暇活動の変化
- ☐ キャリアアップの拒絶

●介護者-ケア利用者関係
- ☐ ケア利用者との関係の変化に関する悲嘆／不確かさ
- ☐ ケア利用者の病気が進行するのを見ていることの困難さ
- ☐ 家族葛藤
- ☐ 家族構成員についての心配

原因・関連因子

●病態生理的／生理的
- ☐ 疾患の重症度，疾患経過が予測不可能，健康の不安定さ（ケア利用者の）
- ☐ 家族介護者の健康障害
- ☐ 嗜癖（アディクション：専心すること）または共依存（コディペンデンシー）
- ☐ 重要な在宅ケアニーズから家族構成員が抜ける

●発達的
- ☐ 介護者が発達的に介護者役割を担う準備ができていない（例：中年の親にケアを提供する必要のある若年成人）
- ☐ 発達遅延または遅滞（ケア利用者または家族介護者）

●**心理・社会的**
- ☐ 心理的または認知的問題（ケア利用者）
- ☐ 逸脱した，または奇異な行動（ケア利用者）
- ☐ ぎりぎりの家族適応または家族機能障害（介護開始以前の状況）
- ☐ ぎりぎりのコーピングパターン（介護者）

●**状況的**
- ☐ 家族または家族介護者の孤立　　☐ 虐待または暴力の存在
- ☐ 状況的な家族ストレス因子の存在（例：重要な喪失，災害または危機；貧困または経済的困難；大きな人生上の出来事：出生，死，入院，家を出る／家に戻る，結婚，離婚，職業の変化，退職）
- ☐ ケアの継続期間
- ☐ ケアを提供するための不適切な物理的環境（例：住宅，交通，地域サービス，設備）
- ☐ 休息またはレクリエーションが不十分（家族介護者）
- ☐ 介護を未経験
- ☐ 競合する介護役割への関与（家族介護者）
- ☐ 介護活動の複雑さ，または活動の量が多い

■ リスクの高い人びと

- ☐ 早産または先天性障害　　☐ 重要な在宅ケアニーズ
- ☐ 家族介護者が女性；家族介護者が配偶者である
- ☐ 家族のストレス
- ☐ 乏しい人間関係の既往（家族介護者-ケア利用者関係）

＊訳注：〈NANDA-I 看護診断 2009-2011〉の定義では，単に"家族介護者の役割を遂行するのが困難"となっている

家族介護者役割緊張 リスク状態
Risk for Caregiver Role Strain

■ 定義

家族の介護者としての役割を遂行するうえで，介護者が困難を感じやすい状態

■ 危険因子

●病態生理的危険因子
- □ 疾患の重症度，疾患経過が予測不能なこと，健康状態が不安定なこと（ケア利用者）
- □ 家族介護者の健康障害
- □ 嗜癖（アディクション：専心すること）または共依存（コディペンデンシー）
- □ 早産または先天性障害
- □ 重要な在宅ケアニーズから家族構成員が抜ける
- □ 家族介護者が女性

●発達上の危険因子
- □ 介護者役割を担う介護者が発達的に準備ができていない（例：中年の親にケアを提供する必要のある若年成人）
- □ 発達遅延または遅滞（ケア利用者または家族介護者）

●心理的危険因子
- □ 心理的または認知的問題（ケア利用者）
- □ ぎりぎりの家族適応または家族機能障害（介護開始以前の状況）
- □ ぎりぎりのコーピングパターン（介護者）
- □ 乏しい人間関係の既往（家族介護者-ケア利用者関係）
- □ 介護者が配偶者
- □ 逸脱したまたは奇異な行動（ケア利用者）

●状況的危険因子
- [ ] 家族または介護者の孤立　　　　[ ] 虐待または暴力の存在
- [ ] 状況的ストレス因子の存在（例：重要な喪失，災害または危機；貧困または経済的困難；大きな人生上の出来事：出生，死，入院，家を出る／家に戻る，結婚，離婚，職業の変化，退職）
- [ ] ケアの継続期間
- [ ] ケアを提供するための不適切な物理的環境（例：住宅，交通，地域サービス，設備）
- [ ] 休息またはレクリエーションの不足（家族介護者）
- [ ] 介護を未経験
- [ ] 競合する介護役割への関与（家族介護者）
- [ ] 介護活動の複雑さ，または活動の量が多い

言語的 コミュニケーション 障害
Impaired Verbal Communication

▍定義*

人との相互作用において，言語を用いる能力の低下または欠如

▍診断指標

●診断の手がかり
- ☐ 考えていることを言葉で表現するのが困難[N(p.75参照)]（どもる，早口，単語や文章を作ることが困難），または話すことができない

そして／または
- ☐ 会話によるコミュニケーションを理解することが困難という報告がある[N通常のコミュニケーションのパターンを理解するのが困難]

●支持手がかり
- ☐ 不適切な言語表現[N]
- ☐ 呼吸困難[N]
- ☐ 最もよく使われる言語を話すことができない*[N通常のコミュニケーションのパターンを維持するのが困難]

▍原因・関連因子

- ☐ 心理的な障壁（精神病，刺激の欠如）
- ☐ 発達上，または発達年齢に関連している

▍リスクの高い人びと

- ☐ 身体的な障壁（脳腫瘍，気管切開，挿管）
- ☐ 文化的差異*
- ☐ 解剖学的障害（口蓋裂）
- ☐ 脳循環の減少

*原注：これらは看護診断上の問題を指していないようである－おそらく通訳を必要としていたり，非言語的な意思疎通をはかる訪問介護の問題を指摘していると思われる．
*訳注：〈NANDA-I 看護診断 2009-2011〉の定義では"象徴（訳注：シンボル，意味を有するあらゆるもの，すなわち意味を伝達するもの）システムを受け入れ，処理し，伝え，用いる能力の低下・遅延または消失"となっている

コミュニケーション促進準備状態
Readiness for Enhanced Communication

■ 定義

自分自身のニーズを満足させ，人生の目標を達成するには十分であり，かつさらに強化する力を持っている，情報や考えを他者と交換するパターン

■ 診断指標

- [ ] コミュニケーションを強化したいという意志の表明
- [ ] 言葉を話す，または書くことができる
- [ ] 単語，語句，文章が頭に浮かぶ
- [ ] 思考と感情を表明する
- [ ] 非言語的な合図を適切に使用し解釈する
- [ ] 情報と考えを他者と共有できる能力に満足感を表明する

発達遅延：コミュニケーション技能(タイプを特定する)^G
Developmental Delay: Communication Skills (Specify Type)

■ 定義

コミュニケーション技能の発達が年齢に見合わずはずれている（偏位している）（技能のタイプを特定する）

■ 診断指標

●診断の手がかり
- [ ] 年齢集団または発達レベルに典型的な表現技能，コミュニケーション技能を使うことが遅延または困難である（例：前言語発声，言語技能，合図）

●支持手がかり
- [ ] 平板な情動
- [ ] ものうげ
- [ ] 反応の減少

■ 原因・関連因子

- [ ] 環境または刺激の不足
- [ ] 一貫しない反応
- [ ] 多数の養育者，不適切な養育
- [ ] 分離（重要他者からの）
- [ ] 身体障害の影響
- [ ] 依存するよう指示されている
- [ ] 無関心

対他者暴力リスク状態
Risk for Other-Directed Violence

定義

他者に対して身体的，情動的，そして／または性的に有害となりうることを明らかに示す行動の危険がある状態

危険因子

- [ ] ボディランゲージ（硬直した姿勢，堅く握りしめた拳や歯を食いしばった顎，多動性，ペーシング（訳注：落ち着かないこと），緊張で息を止める，脅すような構えをする）
- [ ] 他者に対する暴力行為の既往歴（例：誰かを叩く，誰かを蹴る，つばを吐く，引っ掻く，誰かに物を投げつける，レイプまたはレイプ未遂，性的いたずらをする，尿や便をかける）
- [ ] 暴力をふるった，または脅しをかけた前歴（例：財産に対する言語的な脅し，人に対する言語的な脅し，社会的な脅し，呪い，脅しを記したノート，または手紙，脅しのしぐさ，性的な脅し）
- [ ] 暴力的で反社会行動を行ったことのある前歴（例：盗む，しつこく金をせびる，しつこく特権を要求する，しつこく会合を妨害する，飲食の拒否，服薬の拒否，指示を無視）
- [ ] 間接的に暴力をふるった前歴（衣服を破り捨てる，壁から物をはぎ取る，壁に落書きをする，床に放尿する，床に脱糞する，足を踏み鳴らす，腹を立てやすい気質，大声で叫ぶ，物を投げる，窓を壊す，ドアを音をたてて閉める，性的に迫る）
- [ ] 他の因子（神経系の障害：例；脳波検査・CT・MRIで異常，頭部外傷，神経学的所見で異常，痙攣発作障害）
- [ ] 認知障害（例：学習障害，注意欠陥障害，知的機能の減退）
- [ ] 小児虐待の前歴
- [ ] 家庭内暴力を目撃したことのある前歴

対他者暴力リスク状態

- ☐ 動物に対する虐待性，放火   ☐ 妊娠期，周産期の合併症／異常
- ☐ 物質そして／またはアルコール乱用，病的酩酊の前歴
- ☐ 精神病的な症状や徴候（例：幻視，幻聴，命令幻覚；パラノイア妄想；いいかげんな，まとまりのない，非論理的な思考過程）
- ☐ 自動車による攻撃（例：頻回の交通違反，怒りを発散するための自動車の使用）
- ☐ 自殺行為；衝動性：武器の入手の可能性，または所有

役割-関係パターン

PATTERN 09

セクシュアリティ-生殖パターン

Sexuality-Reproductive Pattern

　　　非効果的セクシュアリティパターン……343
　　　性的機能障害………………………………344
　　　レイプ心的外傷シンドローム……………346
　　　レイプ心的外傷シンドローム：複合反応
　　　　………………………………………… 348
　　　レイプ心的外傷シンドローム：沈黙反応
　　　　………………………………………… 349

＊訳注：凡例
G：この診断ラベルは，ゴードンが看護職専門家1100人を対象に行った研究から，臨床上で極めて有用と判断し，独自に考案したものである
N：成人看護系分野で頻用される看護診断ラベルを厳選し，ゴードンの診断指標（「診断の手がかり」「支持手がかり」），危険／関連因子に対応するNANDA-Iの表記を示した．（NANDA-Iと表記の異なるものは対比させて併記した）（p.75参照）
＊＊訳注：中見出しについて
「定義」「診断指標」「診断の手がかり」「支持手がかり」「原因・関連因子」「危険因子」「リスクの高い人びと」などの中見出しについては，p.74の解説を参照

PATTERN 09 セクシュアリティ-生殖パターン

非効果的 セクシュアリティパターン
Ineffective Sexuality Patterns

定義

自分のセクシュアリティに関する心配の表明

診断指標

- [ ] 性的行動または活動の困難,限界,変化の訴え

原因・関連因子

- [ ] 知識不足,または技能不足(健康に関連した変化に対してほかにとるべき反応についての)
- [ ] 身体機能や身体構造の変調
- [ ] 疾患または医療的処置
- [ ] プライバシー*の欠如(*訳注:他者からの侵害・干渉を許さず,自分の行動を決定できる権利)
- [ ] 重要他者の不足
- [ ] 非効果的な役割モデル,または役割モデルの欠如
- [ ] 性的傾向,または異形嗜好に対する葛藤
- [ ] 恐怖(妊娠の)
- [ ] 重要他者との人間関係の障害

性的機能 障害
Sexual Dysfunction

■ 定義*

満足感のない，報われない，または不適切と見られる性的機能の変化

■ 診断指標

- [ ] 性的関係に問題があると言葉に出す[N]（p.75 参照）性的機能──
- [ ] 自分が思っている性的役割を果たすうえでの変調[N]
- [ ] 病気によって強いられる実際の制限[N]そして／または治療によって強いられる実際の制限[N]，または知覚している制限
- [ ] 価値観のからんだ葛藤
- [ ] 性的満足感を得るうえでの変化[N]
- [ ] 望まれる性的満足感を得ることができない[N]
- [ ] 性的に魅力的であったか確証を求める[N]（頻回に）
- [ ] 重要他者との人間関係の変調
- [ ] 自己に対する興味の変化[N]，および他者に対する興味の変化[N]

■ 原因・関連因子

- [ ] 非効果的な役割モデル，または役割モデルの欠如
- [ ] 身体的虐待
- [ ] 心理社会的虐待（例：有害な人間関係）
- [ ] もろく傷つきやすい（脆弱性）
- [ ] 誤った情報提供または知識不足
- [ ] 価値観の葛藤
- [ ] プライバシー*の欠如（*訳注：接近してくる他者からの侵害・干渉を許さず，自分の行動を決定できる権利）
- [ ] 重要他者の不足

■ リスクの高い人びと

- [ ] 身体構造または機能の変調（妊娠，出産直後，薬物使用，手術，先天性形態異常，疾患の伸展，身体外傷，放射線照射）

＊訳注：〈NANDA-I 看護診断 2009-2011〉の定義では"満足感のない，報われない，または不適切であると見られる，性的反応期の要素である性的欲望，性的興奮，そして／またはオーガスムの際に，性的機能の変化をきたしている状態"と，より具体的に補われている

レイプ心的外傷シンドローム*
Rape Trauma Syndrome

■ 定義

被害者の意思に反して，同意なく，強制的で暴力的な性的暴行に対する持続的な不適応反応

■ 診断指標

●診断の手がかり
●急性期
- [ ] 強制的で暴力的な性的暴行を受けたという訴え

上記の他に，以下の1つまたはそれ以上の手がかり（特徴）がある：

- [ ] 混乱
- [ ] 統合障害，気分の動揺
- [ ] 不安，興奮，攻撃
- [ ] 悪夢または睡眠障害
- [ ] 解離性障害，否認，抑うつ
- [ ] 精神的ショック，怒り，羞恥，罪悪感
- [ ] 屈辱感，当惑（訳注：どう行動するか迷う），自己非難
- [ ] 脆弱（もろく弱い）な感情，警戒過剰
- [ ] 絶望，無力
- [ ] 意思決定ができない
- [ ] 依存
- [ ] 身体への暴力と死への恐怖
- [ ] 筋緊張または筋痙縮，消化器系症状
- [ ] 身体外傷（挫傷，組織の炎症），尿生殖器の不快感
- [ ] パラノイア（妄想）
- [ ] 自己尊重の喪失

●長期間（慢性期）
- [ ] ライフスタイルの変化，住居の変化
- [ ] 自殺企図
- [ ] 恐怖，物質乱用
- [ ] 性的機能障害
- [ ] 人間関係の変化
- [ ] 悪夢または睡眠障害

＊原注：このシンドロームには以下の3つの構成要素を含む：レイプ心的外傷，複合反応と沈黙反応．本書では，それぞれを別々の診断として掲載する

レイプ心的外傷シンドローム：複合反応[G]*
Rape Trauma Syndrome: Compound Reaction

■ 定義

被害者の意思に反した，同意のない，強制的で暴力的な性的暴行．この暴行または暴行未遂から発症する心的外傷シンドロームは，被害者の生活習慣の破壊を示す急性期と，生活習慣を再構築していく長期の過程を含んでいる

■ 診断指標

●診断の手がかり
「レイプ心的外傷シンドローム」で列記した診断指標を参照
- ☐ 以前の症状の再燃（すなわち，身体的疾患，精神的疾患）
- ☐ アルコールそして／または薬物への依存

＊訳注：NANDA-Iの診断ラベルには「レイプ心的外傷シンドローム」のみ採用されているが，このシンドロームは①レイプ心的外傷，②複合反応，③沈黙反応の3つの要素で構成される．ゴードンはそれぞれを別の診断として採用している

レイプ心的外傷シンドローム：沈黙反応^G*
Rape Trauma Syndrome: Silent Reaction

■ 定義

被害者はレイプが起こったことをだれにも話さないが，徴候と症状が存在すること

■ 診断指標

●診断の手がかり
「レイプ心的外傷シンドローム」で列記した診断指標を参照
- [ ] レイプが起こったことを自分から言葉に出さない
- [ ] 男性との関係の突然の変化
- [ ] 悪夢の増加
- [ ] 面接中の不安の増大（連想の中断，長時間の沈黙，軽く口ごもる，身体的苦痛）
- [ ] 異性との性行動の著しい変化
- [ ] 恐怖反応の突然の発症

＊訳注：NANDA-Iの診断ラベルには「レイプ心的外傷シンドローム」のみ採用されているが，このシンドロームは①レイプ心的外傷，②複合反応，③沈黙反応の3つの要素で構成される．ゴードンはそれぞれを別の診断として採用している

PATTERN 10

コーピング-ストレス耐性パターン

Coping-Stress-Tolerance Pattern

非効果的コーピング	351
コーピング促進準備状態	353
回避的コーピング^G	354
防御的コーピング	355
非効果的否認 または否認	356
自殺リスク状態	358
家族コーピング妥協化	360
家族コーピング無力化	362
家族コーピング促進準備状態	364
非効果的地域社会コーピング	365
地域社会コーピング促進準備状態	366
サポートシステム不足^G	367
心的外傷後シンドローム	368
心的外傷後シンドロームリスク状態	370
自己傷害	371
自己傷害リスク状態	373

＊訳注：凡例
G：この診断ラベルは，ゴードンが看護職専門家1100人を対象に行った研究から，臨床上で極めて有用と判断し，独自に考案したものである

N：成人看護系分野で頻用される看護診断ラベルを厳選し，ゴードンの診断指標（「診断の手がかり」「支持手がかり」），危険／関連因子に対応するNANDA-Iの表記を示した．（NANDA-Iと表記の異なるものは対比させて併記した）（p.75参照）

＊＊訳注：中見出しについて
「定義」「診断指標」「診断の手がかり」「支持手がかり」「原因・関連因子」「危険因子」「リスクの高い人びと」などの中見出しについては，p.74の解説を参照

PATTERN 10 コーピング-ストレス耐性パターン

非効果的 コーピング（特定する）*
Ineffective Coping（Specify）

■ 定義

適応行動の障害（正当な評価，反応の選択，そして／または資源を活用できない）．ストレスの多い生命状況に対処する方法が不十分で，不安，恐怖または怒りを予防したり，おさえることができない．ストレス要因を特定する（例：状況的危機もしくは成熟的危機，不確実さ）

■ 診断指標

●診断の手がかり
- 生活上のストレスまたは問題の存在の訴え（特定する）
- 不安，心配，恐怖，怒り，そして／または抑うつの感情の訴え
- コーピングできないと言葉に出す[N](p.75 参照)，援助を求めることができないと言葉に出す[N]
- 防衛機制の非効果的な使用，または不適切な使用（適応行動を妨害するコーピング様式[N]，例：「回避的コーピング」「否認」を参照）

●支持手がかり
- 緊張を和らげるパターンの混乱[N]
- 脅威を評価するパターンの混乱[N]
- 資源が不適切（資金的，その他）
- 通常のコミュニケーションパターンの変化[N]
- ソーシャルサポート活用の減少   □ 精神集中が下手[N]
- 目標に向かう行動の不足[N]，および問題の解決の不足[N]（例：問題に対応することができない；情報を系統化することが困難）
- 役割期待を満足できない[N]   □ 基本的ニーズを満足できない[N]
- 自己に対する破壊的行動[N]，または他者に対する破壊的行動[N]

PATTERN 10 ● コーピング-ストレス耐性パターン

- ☐ 睡眠障害[N]
- ☐ 危険を冒す[N]
- ☐ 化学物質の乱用[N]
- ☐ 知覚している，または現実にある強度の脅威[N]
- ☐ 倦怠感[N]
- ☐ 高い疾患罹患率[N]

■ 原因・関連因子

- ☐ 不適切な問題解決
- ☐ コーピング能力に対する自信のレベルが不適切[N]
- ☐ コントロールの状態を知覚するレベルが不適切[N]
- ☐ ソーシャルサポートの不足，または人間関係の特徴[N]人間関係の特徴によってつくられる不適切なソーシャルサポート
- ☐ 適応のためのエネルギーを保てない[N]

■ リスクの高い人びと

- ☐ ストレス要因を緩和する機会が不適切

＊原注：こうしたコーピング方略には，性的な違い（ジェンダーの差異）があるかもしれない

コーピング 促進準備状態
Readiness for Enhanced Coping

■ 定義

安寧のためには十分であり，かつさらに強化する力を持っている，要求を管理するための認知的および行動的パターン

■ 診断指標

- □ ストレス因子を管理可能とみなす
- □ ソーシャルサポートを探し求める
- □ 幅広い問題中心の対処方略，および情動中心の対処方略を用いる
- □ 霊的な資源を活用する □ 力の存在を認める
- □ 新しい対処方略についての知識を探し求める
- □ 起こりうる環境の変化を自覚する

PATTERN 10 ● コーピング-ストレス耐性パターン

回避的 コーピング^G*

Avoidance Coping

■ 定義

状況が積極的なコーピングを必要とするのに，情報（事実，重要性，結果）をずっと最小限に見積もっている状態，または長期にわたって否認している状態

■ 診断指標

●診断の手がかり
- □ 健康，自己像，価値観，生活様式または人間関係に対して，脅威を知覚している
- □ 明確なコミュニケーションまたは観察の後で，情報を最小化する，無視する，あるいは忘れる
- □ 出来事に誤ったラベルをつける
- □ 問題を解決できない，情報を探し求めることができない，新しい情報を将来の計画へ統合することができない

●支持手がかり
- □ 退行性依存
- □ 不安，抑うつ，受動性，または怒り

■ 原因・関連因子

- □ 無能さの知覚
- □ 無力さの知覚
- □ サポートシステムの不足
- □ 自立-依存の葛藤（青年期の）

＊原注："回避"を，希望（望み）または適応性否認と混同してはいけない．「否認」を参照のこと

354

防御的 コーピング
Defensive Coping

■ 定義

肯定的な自己尊敬に対する潜在的な脅威を知覚し，その脅威から自分を守る自己防護パターンにもとづく誤った肯定的自己評価を繰り返し表明すること

■ 診断指標

●診断の手がかり
以下の1つまたはそれ以上の手がかり（特徴）がある：
- [ ] 明らかに存在する問題，または弱点を否定する
- [ ] 非難の転嫁，または責任の転嫁
- [ ] 失敗をあれこれ理由をつけて正当化しようとする
- [ ] 軽視に対する，または批判に対する過敏反応
- [ ] 誇大妄想

●支持手がかり
- [ ] 他者への高慢な態度
- [ ] 人間関係の確立，または維持が困難
- [ ] 他者への敵意に満ちた笑い声
- [ ] 知覚したことが現実かどうか，試すことが困難
- [ ] 処置または治療の遂行不足，または参加不足

■ 原因・関連因子

- [ ] 自己に対する脅威の知覚（特定する）

非効果的 **否認** または **否認** *

Ineffective Denial or Denial

■ 定義

不安または恐怖を軽減するために，ある出来事についての知識またはその意味を否定する意識的または無意識な試み（健康の損失に対する）

■ 診断指標

●診断の手がかり

以下の1つまたはそれ以上の項目によって示されるように，生活パターンにおける疾患または出来事の衝撃を認めることができない：

- [ ] 健康を損なうことに対するヘルスケアの関心を遅らせる，または拒絶する；死の恐怖，または病身の恐怖を認めない；身体の状態の影響に対する恐怖をすり替える；
- [ ] 非現実的な計画
- [ ] 選択的に情報を統合する
- [ ] 自分が症状に関係している，または危険に関係しているとは思っていない；症状または出来事を過小評価する

●支持手がかり

- [ ] 苦痛なことについて話すとき，否定的なしぐさまたは言動をする
- [ ] 症状の原因となる臓器を他の臓器のせいであるかのようにすり替える
- [ ] 恐怖または不安に対する矛盾した表現
- [ ] 不適切な感情を表す
- [ ] 症状緩和のために家庭薬（例：自己治療）を使用する

*原注：「否認」という語の前にある「非効果的」という形容詞が，診断またはその結果に関連するものか否かは不明である．それは，特定の定義や特徴と合致していないか

らである.提案:「否認または部分的否認」を用いること,または「回避的コーピング」を参照すること.危機的状況(例:手術,梗塞)にある間は,この状態を治療しようと試みること(脅威または危険を十分に知覚している患者を助けること)に注意を集中しなければならない

自殺リスク状態
Risk for Suicide

■ 定義

自らに加える，生命を脅かす身体損傷の危険がある状態

■ 危険因子

●行動因子
- □ 以前に自殺企図の前歴[N](p.75参照)
- □ 衝動性[N]
- □ 銃器の購入[N]
- □ 薬物の備蓄[N]
- □ 意思決定[N]，または意思変更[N]
- □ 財産を分与[N]
- □ 大うつ病状態から病的感情高揚状態（幸福感にあふれた）への急激な回復[N]
- □ 行動[N]，態度[N]，学業成績の目立った変化[N]

●言語因子
- □ 自分自身を殺す脅威[N]
- □ 死にたいと言う[N]／"すべてを終わらせたい"と言う

●状況因子
- □ 独居[N]
- □ 定年退職[N]
- □ 移転，施設入所[N]
- □ 経済的な不安定[N]
- □ 自律性（オートノミー）の喪失／自立性（インディペンデンス）の喪失[N]
- □ 家庭内に銃器が存在[N]
- □ 伝統的習慣のないところで生活する青年たち[N]（例：少年院，刑務所，社会復帰訓練所，グループホーム）

●心理的因子
- □ 自殺の家族歴[N]
- □ アルコール乱用，または物質の乱用[N]／使用[N]
- □ 精神疾患[N]／精神障害[N]（例：抑うつ，統合失調症，双極性障害）

- ☐ 小児期における虐待[N]
- ☐ ゲイまたはレスビアンの若者[N]
- ☐ 罪悪感[N]

● 人口統計的因子
- ☐ 年齢[N]：高齢者，男性のヤングアダルト，青年
- ☐ 人種[N]：白人，ネイティブアメリカン
- ☐ 性：男性[N]
- ☐ 婚姻状態：離婚者[N]，未亡人

● 身体的因子
- ☐ 身体疾患[N]，終末期疾患[N]
- ☐ 慢性疼痛[N]

● 社会的因子
- ☐ 重要な人間関係の喪失[N]
- ☐ 崩壊した家庭生活[N]
- ☐ 悲嘆[N]，死別
- ☐ 不十分なサポートシステム[N]
- ☐ 孤独[N]
- ☐ 絶望[N]，無力
- ☐ 社会的孤立[N]
- ☐ 法律問題または懲罰的（規律的）問題[N]
- ☐ 自殺の連鎖[N]

家族 コーピング 妥協化

Compromised Family Coping

■ 定義

通常なら支援的に働くプライマリパーソン（家族または親しい友人）が，健康問題に関連した適応課題をうまく管理，または克服するために患者が必要とする支援・慰め・援助・励ましを，不十分に，無効に，あるいは中途半端に提供している状態

■ 診断指標

●診断の手がかり

☐ 患者または他の人物が，患者の健康問題に対する重要他者の反応について，心配または不満を表明する[N](p.75 参照)

上記の他に，以下の1つまたはそれ以上の手がかり（特徴）がある：

☐ 重要な人物が，患者の自律能力と不釣り合い（過少または過大）な保護的行動を示す[N]

☐ 重要な人物が，患者の疾患，障害または他の状況的危機あるいは発達的危機に対する，自分の個人的な反応（例：恐怖，罪悪感，予期的悲嘆，不安）に心を奪われてしまうと述べる

☐ 重要な人物が，有効なサポートもしくは援助行動を妨害する不適切な知識基盤を表明する[N]，または不適切な理解を表明する[N]（特定する）

☐ 重要な人物が，患者が必要とするときに個人的なコミュニケーションを限定されたものにする[N]，あるいは中断したり一時的に行ったりする

☐ 重要な人物が，満足な結果を生むとは思えない援助行動を試みる[N]，またはサポート行動を試みる[N]

■ 原因・関連因子

- ☐ 知識不足（領域を特定する）　☐ 情動的葛藤（特定する）
- ☐ 支援能力を使い果たす（「家族介護者役割緊張」を参照）
- ☐ 役割の変化（家族の）　　　　☐ 一時的な家族の崩壊
- ☐ 発達的または状況的危機（特定する）

■ リスクの高い人びと

- ☐ 24時間のホームケア
- ☐ 周期的な健康上の危機を伴うホームケア
- ☐ 家族の生活史にもたらされた多くのストレス

家族 コーピング 無力化
Disabled Family Coping

■ 定義

健康問題に適応するのに必須となる課題に効果的に立ち向かう重要な人物および患者の能力を無力にしてしまう，その重要な人物（家族またはその他のプライマリパーソン）の行動

■ 診断指標

●診断の手がかり
- □ 基本的な人間的欲求（ヒューマンニーズ）そして／または疾患治療に対する投げやりな患者ケア

上記の他に，以下の1つまたはそれ以上の手がかり（特徴）がある：
- □ 患者の健康問題に関して，その存在または重症度を極端に否定するとともに，現実を歪曲する（「否認」を参照）
- □ 不耐性
- □ 拒否
- □ 遺棄（*訳注：置き去りにされ放置される）
- □ 義務の不履行
- □ 患者のニーズに注意をはらわないで，定例処置を継続する
- □ 心身相関
- □ 患者の疾患徴候に取り乱す
- □ 経済的安寧または社会的安寧に対する有害な家族の行動および決定
- □ 興奮，抑うつ，攻撃，敵意
- □ 自分のために意義のある生活への再構築障害，個別化の障害，患者に対する長期にわたる過剰な関心
- □ 他の家族構成員との投げやりな関係
- □ 患者が無力になる（自分ではどうすることもできない），患者が不活発で依存的になる

■ 原因・関連因子

- [ ] 重要な人物が慢性的に罪悪感，不安，敵意を表現しない
- [ ] コーピングスタイルの不一致（重要な人物と患者の間の，また重要な人物同士の適応課題を取り扱うとき）
- [ ] 非常に不安定な家族関係
- [ ] 治療に対する家族の抵抗の独断的な取扱い（潜在する不安に適切に対処することに失敗したとき，防御を強固にする傾向がある）

■ リスクの高い人びと

- [ ] 24時間のホームケア
- [ ] 家族の生活史にもたらされた多くのストレス
- [ ] 周期的な健康上の危機を伴うホームケア

家族 コーピング 促進準備状態
Readiness for Enhanced Family Coping

■ 定義

患者の健康問題にかかわり，自分自身や患者に関連して健康増進および成長のための欲求やレディネス（訳注：準備が整っている状態）を現在示している家族が，適応課題を効果的に処理している状態

■ 診断指標

- [ ] 健康を増進する方向に向かっている，またライフスタイルを豊かにする方向に向かっている家族構成員．かれらは成熟過程を支援し見守る，治療プログラムを評価し調整する，またいつも心身の安寧を最適にする経験を選択する
- [ ] よく似た状況を経験した他の人と，1対1の関係，または相互扶助的なグループの中で接触することに興味を示す
- [ ] 自分自身の価値観，優先順位，目標または人間関係などに関する危機が与える成長につながる影響を説明しようと試みている家族成員

非効果的地域社会 コーピング

Ineffective Community Coping

■ 定義

地域社会の要求やニーズを満足するには不十分な適応および問題解決のための地域社会活動のパターン

■ 診断指標

- [ ] 地域社会自体の期待を地域社会が満足していない
- [ ] 地域社会への参加の不足
- [ ] 地域社会内の矛盾が多すぎる
- [ ] 脆弱さ（もろく弱い）を表明する
- [ ] 地域社会の無力さを表す   [ ] 高い疾病罹患率
- [ ] ストレス因子が多すぎるという思い込み
- [ ] 社会的な問題の増加（例：殺人，破壊行為，放火，テロ行為，略奪，嬰児殺し，虐待，離婚，失業，貧困，交戦状態，精神障害）

■ 原因・関連因子

- [ ] 地域社会のソーシャルサポートの不足
- [ ] 問題解決のための不適切な資源
- [ ] 非効果的な，または存在しない地域社会システム（例えば，救急医療システム，輸送機関システム，災害対策システムの不備）

■ リスクの高い人びと

- [ ] 自然災害，または人為的災害

地域社会 コーピング 促進準備状態
Readiness for Enhanced Community Coping

定義

地域社会の要求やニーズを満たすには十分であるが，現在または将来の問題またはストレス因子を管理するには改善の余地のある，適応および問題解決のための地域社会活動のパターン

診断指標

- [ ] 効果的コーピングを示す指標のうち，1つまたはそれ以上が不足している
- [ ] 予測されるストレス因子に対する地域社会による意欲的な計画立案
- [ ] 問題に直面したときの地域社会による意欲的な問題解決
- [ ] 地域社会がストレス管理に責任を負うことに合意している
- [ ] 地域社会構成員間の肯定的なコミュニケーション
- [ ] 地域社会そして／または集団と，より大きな地域社会との間の肯定的なコミュニケーション
- [ ] レクリエーションのためのプログラムと，リラクセーションのためのプログラムを利用可能
- [ ] ストレス因子を管理するのに十分な地域資源

原因・関連因子

- [ ] 利用可能なソーシャルサポート
- [ ] 問題解決のために地域資源が利用できる
- [ ] 地域社会が，ストレス因子を管理するだけの力量感を持っている

サポートシステム不足[G]*

Support System Deficit

■ 定義

他者からの情緒的そして/または道具的な助けが不十分なこと

■ 診断指標

以下の1つまたはそれ以上の手がかり（特徴）がある：
- □ 個人的な価値と能力について肯定的な関心を伝達し合う，一人またはそれ以上の人間がいない
- □ 道具的な助けを提供する社会的ネットワークが不十分または存在しない（例：交通手段，家事サービス）
- □ 腹心の相談相手がいない，または身近にいない

●支持手がかり
- □ 訪問客がない
- □ 心配や不安を感じていると訴える
- □ うつ的な気分だと訴える   □ 混乱した行動
- □ 身体的な不満を訴える
- □ 焦燥感（イライラ）がある，または敵意がある

■ リスクの高い人びと

- □ 家族がなく，友人の死を経験している高齢者
- □ 社会的ネットワークが小さいか，または存在しない

*原注：この状態は，しばしば介入のための焦点となる（すなわちこの診断ラベルは原因/関連因子として用いられる）

PATTERN 10 ● コーピング-ストレス耐性パターン

心的外傷後シンドローム
Post-Trauma Syndrome

■ 定義

心的外傷性の不可抗力の出来事に対する持続的な不適応反応

■ 診断指標

● 反応
- [ ] 侵入思考（訳注：違和感を感じる考えが，意志と関係なく頭に浮かぶこと）[N]（p.75 参照）
- [ ] 分離
- [ ] 心因性記憶障害[N]
- [ ] 不眠
- [ ] 物質乱用[N]
- [ ] 強迫行動（訳注：ばかげて不合理だと知りながら，それをしていないと不安に駆られ実行してしまう行動）[N]
- [ ] 回避[N]，疎外[N]
- [ ] 羞恥，罪悪感[N]
- [ ] 悲嘆，絶望[N]
- [ ] 否認，抑圧[N]

● 感情／認知
- [ ] 悲哀，抑うつ[N]
- [ ] 不安[N]，心配
- [ ] 恐怖[N]
- [ ] 怒り，激怒[N]，攻撃
- [ ] 焦燥感（イライラ）[N]
- [ ] パニック発作（不安発作）[N]
- [ ] 神経集中が困難[N]
- [ ] フラッシュバック[N]，誇張された驚愕反応

● 身体的
- [ ] 胃部の過敏性
- [ ] 感覚神経性の過敏性，心悸亢進
- [ ] 頭痛
- [ ] 遺尿症[N]（小児）

● 睡眠
- [ ] 侵入してくる夢
- [ ] 悪夢[N]

■ リスクの高い人びと

☐ 通常の人が経験する範囲を超えた出来事：
- ◇ 自然災害または人為的災害
- ◇ 手足の切断，暴力による死，または他の戦慄的な出来事の目撃
- ◇ 自宅または地域の突然の破壊
- ◇ 多くの死を伴う悲劇的な出来事
- ◇ 戦争または軍隊の戦闘
- ◇ 自己または愛する者に対する深刻な脅威または重大な傷害
- ◇ 戦争捕虜として拷問される，または犯罪の犠牲者となる
- ◇ 重大な産業事故および自動車事故
- ◇ 身体的および心理的虐待

心的外傷後シンドローム リスク状態
Risk for Post-Trauma Syndrome

■ 定義

心的外傷性の不可抗力の出来事に対する持続的な不適応反応が出現する危険がある状態

■ 危険因子

- ☐ 支援のない環境
- ☐ 不十分なソーシャルサポート
- ☐ 重大事件でのサバイバー役割（生存者役割）
- ☐ 肥大化した責任感
- ☐ 重大事件の知覚
- ☐ 重大事件の持続時間
- ☐ 職業（警察官，消防士，救急隊員，看守，救命救急室スタッフ，精神保健相談員）
- ☐ 家庭からの離反
- ☐ 自我の強さの減退

自己傷害

Self-Mutilation

■ 定義

緊迫した状況を緩和するために，生命にかかわらない身体損傷を与える意図を持って，組織損傷を引き起こす故意の自傷行動

■ 診断指標

- □ 自傷行動の前歴
- □ 身体の切傷／ひっかき傷
- □ 創傷のピッキング（ほじくる）
- □ 自己加害の火傷（例：消しゴム，タバコ）
- □ 有害な物質／物質の摂取／吸入
- □ 咬傷；擦過傷；切断傷；殴打傷；身体の一部の緊縛
- □ 身体開口部への物体の挿入

■ 危険・関連因子

- □ 青年期；衝動性
- □ 小児期の疾病または手術体験，伝統のない環境での生育（里子，集団または施設ケア）
- □ 嵌頓
- □ 同僚からの孤立
- □ 完全主義
- □ 低いか不安定なボディイメージ
- □ 命令妄想；性同一性の危機
- □ 解決策を立案できなかった前歴，長期的な成り行きを見届けられなかった前歴
- □ 家族の機能障害（親との間での暴力；自己破壊的行動の家族歴，アルコール依存症の家族／離婚家族／既往歴）
- □ 他者と一緒に成長し合う人間関係を得るために操作を利用

- [ ] 混沌とした／混乱した対人関係
- [ ] 小児期性的虐待；物質乱用；摂食障害
- [ ] 情動的に障害される，そして／または虐待された小児
- [ ] 重要な人間関係の実際の喪失，または喪失する脅威を感じる（例：親または親に等しい人との関係の喪失）
- [ ] 解離または離人症（人格喪失）の経験；性格障害；境界型人格障害
- [ ] 抑うつ，拒否，自己憎悪，分離不安，罪悪感と離人症（人格喪失）的感覚

■ リスクの高い人びと

- [ ] 境界型人格障害；特に女性では 16-25 歳くらい
- [ ] 精神病的状態；青年期の男性によくみられる
- [ ] 情動的に障害される，そして／または受傷幼児（訳注：虐待され傷を負った幼児）
- [ ] 精神遅滞児および自閉小児
- [ ] 自己傷害の既往，または身体的虐待，感情的虐待，性的虐待の既往

自己傷害 リスク状態
Risk for Self-Mutilation

■ 定義

緊迫した状況を緩和するために，生命にかかわらない身体損傷を与える意図を持って，組織損傷を引き起す故意の自傷行動の危険のある状態

■ 危険因子

- □ 心理的または生理的な緊張の高まりに健全な方法で対処できない
- □ 耐えられない緊張の高まり　　□ 衝動性
- □ 緊張があることを言葉で表現できない；自己を切る／傷つける抑えがたい衝動
- □ ストレスの素早い緩和の必要性
- □ 正帰還*の合理化または拒否（*訳注：正のフィードバック．フィードバックとは生体では内分泌代謝の自己調節機能などをいう）
- □ 抑うつ，拒否，自己嫌悪，分離不安，罪悪感，離人症（人格喪失）的感覚
- □ 身体の重要な部分の切断を目撃する
- □ 青年期：衝動性
- □ 小児期の疾病または手術体験，伝統のない環境での生育（里子，集団または施設ケア）
- □ 嵌頓　　　　　　　　　　　□ 同僚からの孤立
- □ 完全主義　　　　　　　　　□ 低いか不安定なボディイメージ
- □ 命令妄想；性同一性の危機
- □ 解決策を立案できなかった前歴，長期的な成り行きを見届けられなかった前歴
- □ 感覚刺激の必要性　　　　　□ 親の情動剥奪
- □ 家族の機能障害（親との間での暴力；自己破壊的行動の家族歴，ア

PATTERN 10 ● コーピング-ストレス耐性パターン

ルコール依存症の家族／離婚家族／既往歴）
- [ ] 他者と一緒に成長し合う人間関係を得るために操作を利用
- [ ] 混沌とした／混乱した対人関係
- [ ] 小児期性的虐待；物質乱用；摂食障害
- [ ] 情動的に障害される，そして／または虐待された小児
- [ ] 重要な人間関係の実際の喪失，または喪失する脅威を感じる
- [ ] 親または親に等しい人との関係の喪失
- [ ] 解離または離人症（人格喪失）の経験；性格障害；境界型人格障害
- [ ] 問題解決の状況のコントロール不足
- [ ] 発達遅延または自閉症
- [ ] 自傷行動の前歴
- [ ] 抑うつ，拒否，自己憎悪，分離不安，罪悪感と離人症（人格喪失）的感覚

PATTERN 11

価値−信念パターン

Value-Belief Pattern

霊的苦悩………………………………	376
霊的苦悩リスク状態………………………	378
霊的安寧促進準備状態……………………	379
信仰心障害…………………………………	381
信仰心障害リスク状態……………………	383
信仰心促進準備状態………………………	384

＊訳注：凡例
G：この診断ラベルは，ゴードンが看護職専門家 1100 人を対象に行った研究から，臨床上で極めて有用と判断し，独自に考案したものである

N：成人看護系分野で頻用される看護診断ラベルを厳選し，ゴードンの診断指標（「診断の手がかり」「支持手がかり」），危険／関連因子に対応するNANDA-Iの表記を示した．（NANDA-I と表記の異なるものは対比させて併記した）（p.75 参照）

＊＊訳注：中見出しについて
「定義」「診断指標」「診断の手がかり」「支持手がかり」「原因・関連因子」「危険因子」「リスクの高い人びと」などの中見出しについては，p.74 の解説を参照

PATTERN 11 価値-信念パターン

霊的苦悩
Spiritual Distress

■ 定義

自己，他者，美術，音楽，文学，自然，または自分自身より偉大なパワーとの統合性を通して生* の意味と目的を経験し，統合する能力の障害

■ 診断指標

- **自己との結合**
  - [ ] 以下の1つまたはそれ以上の欠如を表明する[N](p.75 参照)：
    希望[N]，生の意味[N]と目的[N]，平和／平静さ[N]，受容[N]，愛[N]，自己への寛容[N]，勇気[N]
  - [ ] 怒り[N]
  - [ ] 罪悪感[N]
  - [ ] 低いコーピング能力[N]
- **他者との結合**
  - [ ] 霊的指導者との相互作用を拒絶する[N]
  - [ ] 友人，家族との相互作用を拒絶する[N] 重要他者との――
  - [ ] サポートシステムから切り離されていると言葉に出す[N]
  - [ ] 疎外感を表明する[N]
- **美術，音楽，文学，自然との結合**
  - [ ] 以前の創造力の状態を表明できない[N]（歌う，音楽を聴く，著述する）
  - [ ] 自然に興味がない[N]
  - [ ] 霊的な書物を読むことに興味がない[N]
- **自分自身より偉大な力との結合**
  - [ ] 祈ることができない[N]
  - [ ] 宗教的活動に参加できない[N]
  - [ ] 神から見捨てられていると表明する[N]，神に対して怒っていると表明する[N]

- ☐ 超越的なものを経験できない[N]
- ☐ 霊的指導者に会うことを求める[N]
- ☐ 霊的実践の突然の変化[N]
- ☐ 内省的になれない[N],自分の内面と向かい合えない
- ☐ 希望がないことを表明する[N],苦痛があることを表明する[N]

■ 原因・関連因子

- ☐ 自己疎外
- ☐ 孤立
- ☐ 社会的疎外
- ☐ 不安
- ☐ 社会文化的な遮断
- ☐ 自己または他者の死,および実際の死の過程
- ☐ 疼痛
- ☐ 生活の変化
- ☐ 自己または他者の慢性の病気

＊訳注：life には多くの訳語があり多様な意味を含む.ここでは「生」と訳したが,「生きること」などと訳すこともできる

霊的苦悩リスク状態
Risk for Spiritual Distress

■ 定義

自己，他者，美術，音楽，文学，自然，または自分自身より偉大なパワーとの統合性を通して生[*]の意味と目的を経験し，統合する能力の障害の危険がある状態

■ 危険因子

● **身体的因子**
- ☐ 身体疾患
- ☐ 慢性の病い
- ☐ 物質乱用／アルコール乱用

● **心理社会的因子**
- ☐ 自己尊重の低下
- ☐ ストレス／不安
- ☐ サポートシステムからの分離
- ☐ 愛を体験することに対する障害
- ☐ 許しを与えることができない
- ☐ 民族的／文化的葛藤
- ☐ 宗教的儀式，または霊的実践の変化
- ☐ 抑うつ
- ☐ 劣った人間関係
- ☐ 喪失

● **発達因子**
- ☐ 生活の変化

● **環境因子**
- ☐ 環境の変化
- ☐ 自然災害

[*]訳注：life には多くの訳語があり多様な意味を含む．ここでは「生」と訳したが，「生きること」などと訳すこともできる

霊的安寧 促進準備状態
Readiness for Enhanced Spiritual Well-Being

■ 定義*

自己，他者，美術，音楽，文学，自然，または自分自身より偉大なパワーとの統合性を通して生**の意味と目的を経験し，統合する能力

■ 診断指標

●自己との結合
- [ ] 希望，生の意味と目的，平和，平静，受容，身を任せる，愛，自己への寛容，満足できる人生哲学，喜び，勇気に対する欲求
- [ ] 強化されたコーピング能力
- [ ] 瞑想

●他者との結合
- [ ] 他者に奉仕する
- [ ] 霊的指導者との相互作用を求める
- [ ] 他者の許しを求める
- [ ] 友人，家族との相互作用を求める

●美術，音楽，文学，自然との結合
- [ ] 創造的エネルギーを発揮する（著述，詩作）
- [ ] 歌う，音楽を聴く
- [ ] 霊的な書物を読む
- [ ] 戸外で時間を過ごす

●自分自身より偉大な力との結合
- [ ] 祈る
- [ ] 神秘体験を報告する
- [ ] 宗教的活動に参加する
- [ ] 崇敬（訳注：あがめうやまうこと）の念，畏敬（訳注：おそれうやまうこと）の念を表明する

*訳注：〈NANDA-I 看護診断 2009-2011〉の定義では，冒頭に"強化される力を持って

いる"と補われている
＊＊訳注：life には多くの訳語があり多様な意味を含む．ここでは「生」と訳したが，「生きること」などと訳すこともできる

信仰心 障害*

Impaired Religiosity

■ 定義

信念を信じて行動する能力の障害，そして／または特定の教義の伝統による儀式に参列する能力の障害

■ 診断指標

- ☐ 定められた宗教的信念および宗教的儀式を守ることが困難であることを示す，または表明する（例：宗教的祭儀，食事に関する戒律，衣服，祈り，崇拝／礼拝，個人的な宗教的行動／宗教的題材の読書／宗教的メディア，宗教的祝祭日の遵守，宗教指導者とともにいる集会）
- ☐ 以前の信念，以前の習慣に復帰する必要があると表出する
- ☐ 同じ宗教的教義を信じる人たちの共同体から引き離されることによる情動的な苦悩を表出する
- ☐ 宗教的信念，宗教的習慣を疑問視する*
- ☐ 宗教的信念そして／または宗教的な社会ネットワーク*に関する情動的な苦悩を表出する

■ 原因・関連因子

- ☐ 疼痛／苦痛
- ☐ 非効果的コーピング（例：疾患）
- ☐ サポートシステムの不足
- ☐ 安心できない
- ☐ 不安
- ☐ 死の恐怖
- ☐ 文化的障壁（宗教実践を行うことに対する）
- ☐ 環境的障壁（宗教実践を行うことに対する）
- ☐ 社会的まとまりの不足
- ☐ 社会的／文化的相互作用の不足
- ☐ 霊的苦悩（霊的危機）

- [ ] 人身を操作するために宗教を用いる

■ リスクの高い人びと

- [ ] 人生最晩年期の危機
- [ ] 加齢
- [ ] 病気／疾患
- [ ] 個人的な事件／危機
- [ ] 人生の移行

＊「霊的苦悩」を参照

信仰心 障害リスク状態
Risk for Impaired Religiosity

■ 定義

信念を信じて行動する能力の障害, そして／または特定の教義の伝統による儀式に参列する能力の障害の危険がある状態

■ 危険因子

- □ 疾患／入院
- □ 苦悩
- □ サポートシステムの不足
- □ 安心できない
- □ 宗教実践を行うことに対する文化的障壁
- □ 宗教実践を行うことに対する環境的障壁
- □ 社会的孤立
- □ 人生の移行
- □ 疼痛
- □ 非効果的コーピング
- □ 抑うつ
- □ 社会的相互作用の不足
- □ 移送手段の不足

信仰心 促進準備状態
Risk for Enhanced Religiosity

■ 定義

宗教的信念への信頼，そして／または特定の教義の伝統による儀式への参列を増す能力

■ 診断指標

- □ 過去に，慰め／信仰心を与えられた宗教的信念／習慣を強化したいという願望を表出する
- □ 宗教的祭儀，食事に関する戒律／儀式，個人的な宗教的行動／宗教的題材の読書／宗教的メディア，宗教的祝祭日の遵守を通して，定められた宗教的信念とより一体となれるように援助を求める
- □ 宗教に基づく選択の範囲を広げられるように援助を求める
- □ 宗教指導者／宗教上の世話人とともにいる集会を求める
- □ 許し，和解を求める
- □ 宗教的用具，そして／または宗教的経験を求める
- □ 有害である信念と習慣を疑問視する，または拒絶する

付録　用語集
Glossary

承認された看護診断 Approved nursing diagnoses
看護師によって提出された健康に関連する状態のうち，NANDA インターナショナルによって審議され看護診断として承認されたもの；(2) 看護診断分類システムの中にある健康問題の類 classes あるいはカテゴリー

アセスメント Assessment
臨床データを収集し，その意味を解釈すること；(2) 健康状態の評価は医療専門職によって行われる

診断指標 Defining characteristic
(1) 診断の可能性を高める，観察される徴候，口頭での報告（訴え）または文脈から推測できる属性；(2) 診断の手がかり（キュー）または指標として役立つ；(3) 症状または徴候；(4) クライアント-環境相互作用における過去のまたは現在の指標；(5) 人間の反応

診断の手がかり Diagnostic cue
健康上の問題に関する臨床での指標として役立つ，観察される徴候，口頭による報告（訴え）または文脈から推論できる属性；診断の可能性を高めるのに大いに影響を与える特定の判定基準；(2) 特定の診断名を挙げることができる場合に通常考えられる症状，または徴候；(3)；定義の特徴

文書化 Documentation
個人や家族または地域社会の健康あるいはヘルスケアに関する診察，判断，行動，検査結果，出来事とそれに対する計画について記録すること；(2) コンピュータまたは紙面に記録すること

原因（寄与）因子 Etiological factors
健康上の問題に関して考えられる原因；(2) 通常の研究に基づく，因果関係に根ざした原因

機能的健康パターン Functional health pattern
時間の流れにつれて現れ起こる健康に関連した行動の輪郭（相互関係をもつ情報）；(2) 健康に関連した行動の連鎖；(3) 類型（p.23）中の特定の部分

リスクの高い人々 High-risk population
看護診断によって記述されるある状態に対して平均より危険性が高い個人，家族，または集団

北米看護診断協会 North American Nursing Diagnosis Association
（2004年にNANDAインターナショナルに改称した）看護診断の同定，開発と分類に力を尽くすアメリカ，カナダ，他の国々の看護師組織

看護診断 Nursing diagnosis
「実在する，または潜在的な健康上の問題／生活（生命）過程に対する個人，家族または地域社会の反応についての臨床的判断．看護診断は，看護師に責務のある成果（目標）を達成するために決定的な看護介入（治療）の根拠を提供する（NANDAインターナショナル）」；人間の一連の反応によって起こる実際に存在している，あるいは潜在的な健康上の問題または生活（生命）過程に対する名称；診断分類システムにある特定の類 classesまたはカテゴリー

関連因子 Related factors
健康上の問題となんらかの関連がある出来事または状態

危険因子 Risk factor
潜在的問題または危険状態の指標となる観察可能な徴候，口頭での報告（訴え）または文脈から推論できる属性

支持手がかり Supporting cue
一つ以上の健康上の問題の指標として用いられる観察可能な徴候，口頭での報告（訴え）または文脈から推論できる属性；(2) 診断の際の判断の信頼性に影響する情報；(3) 徴候または症状；(4) 通常，一つまたはそれ以上の診断の指標となる定義の特徴

分類法 Taxonomy
分類する際の一連の法則と手順；(2) 法則または手順によって系統化される分類システムを指す場合にも使われる